Pandemic Word Search

80 Puzzles For Adults
in Lockdown

Stay safe, stay healthy

Published by Wordsmith Publishing

Table of Contents

How to Play

Each Word Search puzzle consists of a grid comprised of various letters. At the bottom of the page is a list of words which are hidden within the grid. The objective is to find all the words, below is an example. The words run in different directions:

- Up
- Down
- Forwards
- Backwards
- Diagonally

Enjoy and have fun!

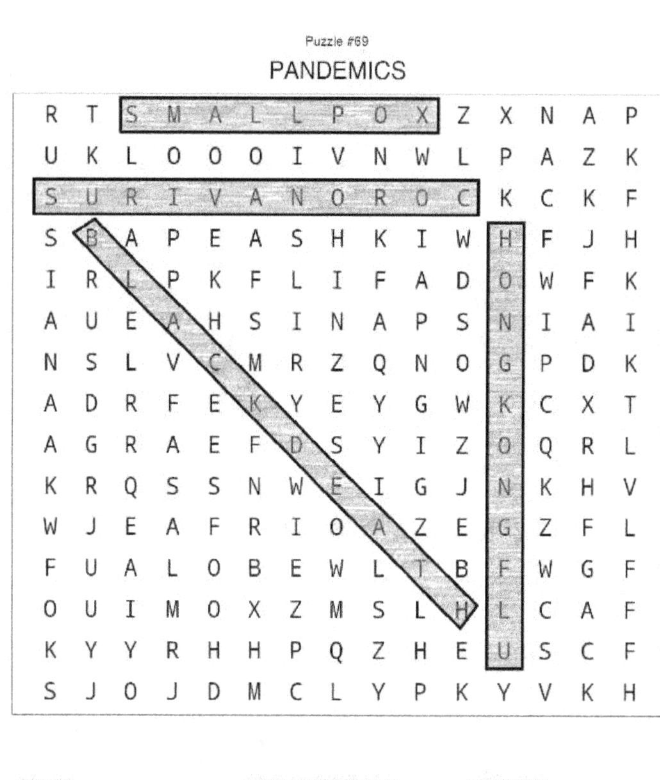

ASIAN	HONG KONG FLU	SPANISH
BLACK DEATH	MERS	SWINE FLU
CHOLERA	RUSSIAN	YELLOW FEVER
CORONAVIRUS	SARS	
EBOLA	SMALLPOX	

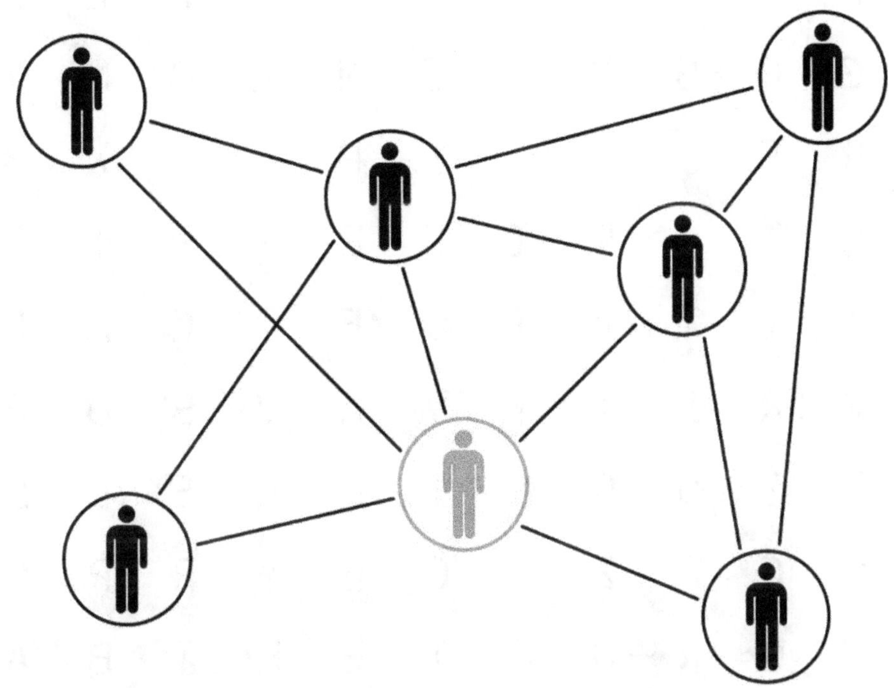

Pandemic Word Search

INDOOR ACTIVITIES

```
W F G S C B M C H Z D H V Z T
O N D O H J P J R V P L P Y G
Q W G N G N I C N A D M Y Z L
J V R F J N T S P A F X B D M
X Q O I J R I F B P P T S O O
E R T I T V I D E O C A L L Z
L S X R F I Y V A V B O P Q Q
V Y I Z H G N I P E E L S F M
E W M C A Z W G B Y R P C P F
P L V U R U G T E H I B A B A
K W C E S E M A G D R A O B G
W J N A H S X S G N I K O O C
I U T F H J K E I L U I K J O
W C F L E K G D O Y Q N O A W
H V M C G K N P G K S G O T H
```

BAKING	DANCING	VIDEO CALL
BOARD GAMES	EXERCISE	WRITING
COOKING	READING	
CRAFT	SLEEPING	

OIL

E S K I Q M W J S V T Z F N M
I A D L X C K O H P A O F X I
E Z U O B B Q B S L N L K W X
X R C E G A R O T S K U L Z V
N M J Q D N A M E D E A M O C
E S X S S K A Q X Y R L C O G
U M E P P R K T R D R O C E R
X N X R C U P E N I L H P W A
I E F J U P G L S O M W V E E
U E E V I T A G E N C Z B A V
I N O I T C U D O R P O K X I
B W M G R Y E F K Y Q J J R C
U Y Y Y L P P U S R E V O M G
J C K M D F B U W Y P P Z G R
K H U G P L H A Y U H F G X R

BANKRUPTCY	FUTURES	RECORD
CONTANGO	NEGATIVE	STORAGE
DEMAND	OVERSUPPLY	TANKER
DROP	PRODUCTION	

ORGANIZATIONS

```
I X P D B T F H G W Y W C L M
Z B Q M Z N N N X N D I A P U H
I O V G D Q K J V G X M A S F
E G E V S Q V N C D C P H A T
W S E K N E P H A O E V O I B
N Y A W Y G Z E Z B N G F D W
P T N E M T R A P E D T H H K
Z L U H S R Z L M V L L R I P
Y C S N H I Q T A P I M R O R
K F A J Y U D H Y U A W F O L
O K S O L R X C M H E H H N W
D Z C Y B A U P M O D O C L L
O X B W J A P U A X C T Z P K
E T V P O K H O V J A R X O V
Z D O G O M Q V S F H F N W A
```

CDC	DISEASE	WHO
CONTROL	HEALTH	WORLD BANK
CPHA	PAHO	
DEPARTMENT	USAID	

HISTORICAL ILLNESSES

```
O  T  M  R  H  T  A  E  D  K  C  A  L  B  R
Y  O  R  J  U  S  T  I  N  I  A  N  Y  I  R
S  W  P  P  X  W  X  R  K  I  Z  P  Q  Z  I
H  U  S  U  R  Y  X  O  P  N  N  S  P  U  E
A  O  F  H  P  R  Z  G  P  F  E  O  W  S  X
F  U  K  N  Z  P  V  C  B  L  K  C  T  F  W
V  B  O  G  S  M  C  G  A  U  L  Z  X  N  K
G  U  U  K  Y  D  S  C  I  E  S  A  T  D  A
Z  T  S  B  Y  P  B  P  U  N  D  P  M  X  P
O  K  C  H  O  L  E  R  A  Z  Z  T  G  S  H
V  J  U  G  L  N  I  W  R  A  Y  Y  V  N  D
B  J  K  Q  K  Z  I  G  I  C  U  V  B  C  A
A  U  Z  G  H  K  S  C  U  C  V  N  I  L  R
Y  A  P  L  N  Q  D  J  R  A  K  U  G  I  A
F  X  F  A  D  J  Q  R  X  Y  T  A  L  Z  X
```

ANTONINE   BLACK DEATH   BUBONIC
CHOLERA   INFLUENZA   JUSTINIAN
SMALLPOX

FEARS

G G N I V R A T S Q I R T X R
W E K N V C G F F B D B K A C
X I W F F M F I N A N C I A L
F H F E H G N K W I M F F U C
M C N C Y C F F C X G I C X I
F U H T C M I L B A F Q L M H
B Y Y I S Q O E A H U A Y Y Q
S G K O L I W N B S T K R V J
I K N N F D Z L O O U L L D I
D Z B I N F R B L C R G A G T
N N Y R Y L B E Q I E E P E U
B X V T E D D B N E J D G H H
W S W L M L J B I T Z I M H N
O O K X K W J Z I Y D L M T Z
G V H T P U K T S I I N H E X

CHILDREN	FINANCIAL	SOCIETY
DYING	FUTURE	STARVING
ECONOMY	HEALTH	
FAMILY	INFECTION	

BAKED GOODS

```
K D K U C T F E L B M U R C C
S E I K O O C H K P Q B C K X
B T D L G U B R E A D J Y L T
A O R X W J H B T K C R N W N
X J F A V R O Q L Z E L N Q R
H F F H T S S V X E O M K M D
R J F V E M H N C G R C M L A
B M R S N I F F U M M K Z S E
D L T X K G P R P B G D Q O V
C Z M I U R Y Y C Q W U Z V Z
D M C H C E W G A B L S Z W L
Y W P C P U V L K I X V A V F
C V Q H O M V W E C I M A J J
Z W I I D K T L S I Z Y U A Y
Q F Z Y Q W H P J M T R Q P U
```

BREAD	COOKIES	PIE
BUNS	CRUMBLE	TARTS
CAKE	CUPCAKES	
COBBLER	MUFFIN	

Puzzle #7

CANADA COVID

```
S  O  T  N  O  R  O  T  U  V  F  V  L  X  A
K  E  E  J  T  D  M  I  I  S  E  X  A  R  N
Q  F  M  D  O  U  Y  A  R  E  D  U  R  W  P
V  F  T  O  I  O  G  O  N  A  A  K  M  M  E
V  D  R  B  H  L  T  I  R  I  T  A  J  B  X
D  C  O  A  M  G  S  B  G  K  T  N  T  F  J
J  O  A  H  A  R  N  J  H  U  G  O  O  V  H
Q  O  G  F  A  T  E  I  S  Q  U  E  B  E  C
E  M  G  T  L  P  R  T  S  V  N  V  K  A  R
M  V  Q  Y  V  J  I  E  G  R  E  B  U  T  W
K  V  W  A  L  K  R  L  B  N  U  S  L  I  E
I  M  G  T  H  R  B  A  H  L  O  N  S  Z  W
A  D  W  H  Y  E  E  A  P  F  A  L  U  X  E
P  T  E  S  T  I  N  G  W  R  U  L  Q  B  H
Z  T  D  I  Q  Z  G  M  U  K  J  B  Y  Q  F
```

ALBERTA	ONTARIO	YORK
LONG TERM	QUEBEC	
MANITOBA	TESTING	
NURSING HOMES	TORONTO	

HISTORIC TRANSMISSION

```
G Z R H F R P W N H M P X A O
A C Y O B E E G I C V J J W K
W W J K Y G P A R I X S Q E E
K B E D D I N G E R X O Z T V
X I Q J K R P I T V B R J R R
W K H A W F N J H A F E V H B
V G B C C A L E D T I S Z U D
V Q S C W P S U J F O C T H R
Q Q A N A I S E I L F L E A S
C Y L Y M P H N O D E G C G R
S H I F S E U T Y Y A P C J B
Z B V V F W Q M S G L M J C B
P G A N S M M Q I E D K W P J
Z K E C S O P V B C N Z A E N
G Q E Z S D S L H A A U D J F
```

BEDDING FLUID SCABS

CLOTHING LYMPH NODE SORES

FLEAS RATS

FLIES SALIVA

VENTILATORS

M P A Z M H V J G Q M Z K R Y
W R Y G P D S X W K D Z H B G
W E Z F U I G O Y O D O I K B
P S B A A H R Q E C L R W A S
C S O C P H U M I D I F I E R
Z U D E G D N A H R S R G L L
Q R O M B B R J E D I X O I D
L E L A C U R R Q G Y Y A H A
J C O S H M T O G P Y Z I T K
O K O K G I L D P W U X T U T
B V J Z B F F U C A R B O N N
V M P C L K J J X C P V Y N N
P D K C L A C I N A H C E M K
X A P F O N R Z W Z X L H E H
T M L A R D B S U O G Y H D G

AIR FLOW   FACE MASK   PRESSURE
CARBON   HUMIDIFIER   TUBE
CPAP   MECHANICAL
DIOXIDE   OXYGEN

DISEASES

```
D  W  R  T  G  O  R  B  O  V  F  F  F  J  B
I  E  W  R  R  A  Y  C  U  I  L  S  T  S  I
A  E  M  R  E  T  E  R  P  C  Y  W  U  D  Y
X  G  S  E  S  S  V  R  A  P  A  G  U  W  Y
W  S  I  D  N  R  P  W  S  N  O  Z  V  L  Z
T  T  E  S  I  T  E  I  X  R  O  L  S  H  I
J  R  C  T  Q  A  I  C  R  C  F  M  O  S  F
X  O  G  W  E  P  R  A  N  A  A  I  L  A  D
F  K  T  Q  G  B  L  R  D  A  T  N  K  U  K
V  E  S  N  B  J  A  M  H  Z  C  O  T  Z  P
R  I  S  C  H  E  M  I  C  O  C  L  R  S  P
I  N  E  L  V  T  M  A  D  C  E  X  Y  Y  I
E  L  E  R  F  T  G  Q  E  K  K  A  B  M  M
F  X  J  J  Y  A  G  H  R  B  C  M  L  C  S
I  E  S  I  S  O  L  U  C  R  E  B  U  T  W
```

AIDS	DIARRHOEAL	RESPIRATORY
CANCER	ISCHEMIC	STROKE
DEMENTIA	PRETERM	TUBERCULOSIS
DIABETES	PULMONARY	

ECONOMY

```
I  K  D  H  G  W  T  F  B  A  I  L  O  U  T
L  R  I  E  U  N  U  C  R  E  D  I  T  D  L
A  S  R  Q  P  P  I  H  C  P  N  R  D  U  S
E  F  E  E  E  R  W  H  I  R  L  E  E  R  B
V  M  C  W  C  K  E  G  S  S  V  X  F  P  U
E  M  E  O  K  U  S  S  O  A  T  D  E  I  G
F  P  S  W  V  H  J  H  S  W  R  O  R  B  T
S  S  S  R  E  T  S  A  S  I  D  C  R  N  A
W  X  I  X  S  E  L  M  U  E  O  W  A  I  D
U  Z  O  L  D  O  W  N  T  U  R  N  L  X  C
J  N  N  K  X  M  B  K  C  B  F  B  L  I  L
I  O  M  H  D  R  P  H  X  V  Z  X  I  O  Y
B  A  P  J  S  N  K  Z  B  M  J  B  V  C  G
P  M  I  X  I  N  F  W  J  J  Z  L  Q  E  Q
H  G  B  J  A  G  Q  R  O  Q  F  T  C  X  J
```

BAILOUT	DEFERRAL	HISTORIC
BENEFIT	DEPRESSION	RECESSION
CRASHING	DISASTER	
CREDIT	DOWNTURN	

LIBERATE

```
A  S  I  U  Y  O  E  P  D  S  S  C  G  S  F
V  T  V  D  C  P  O  Y  J  W  D  G  A  V  Y
P  X  O  E  X  I  H  E  W  Q  F  E  O  V  M
G  U  N  S  I  G  Y  W  P  A  X  T  O  Y  K
X  I  S  Z  E  W  L  F  O  U  D  G  P  T  Q
R  R  P  T  T  N  V  Q  X  R  Y  J  R  L  F
S  V  E  D  C  Z  N  W  O  D  K  C  O  L  M
B  T  N  P  N  A  G  I  H  C  I  M  T  I  E
O  B  W  Q  U  E  F  B  M  L  T  R  E  A  D
F  E  Z  S  I  B  P  M  W  J  Y  Q  S  D  L
U  J  R  R  U  V  L  O  D  J  B  N  T  K  S
D  B  F  G  B  Q  U  I  E  L  H  J  E  V  K
N  F  B  B  L  S  O  Q  C  R  E  I  Z  X  A
L  M  P  Y  E  Q  P  D  S  A  Z  R  I  K  A
J  U  Q  O  C  Y  O  P  Z  J  N  K  A  C  Q
```

END	MICHIGAN	REPUBLICAN
FACTS	MINNESOTA	TREAD
GUNS	PROTEST	WORK
LOCKDOWN	REOPEN	

THINGS PEOPLE MISS

```
Q  C  H  Q  S  Z  H  B  O  D  J  P  L  F  X
T  X  U  E  F  I  Y  H  H  Z  E  Z  X  R  C
M  N  W  M  U  I  W  W  J  E  Y  S  U  U  O
T  J  A  U  Y  Z  R  V  Z  W  T  K  A  H  E
J  X  L  R  M  G  A  F  T  B  S  C  G  V  Z
G  F  K  Y  U  S  G  M  I  A  A  C  G  X  B
Z  T  S  X  L  A  V  K  E  I  T  Q  V  E  I
H  H  T  V  E  I  T  S  S  N  E  K  Y  W  E
P  C  K  E  A  E  M  S  G  O  I  B  L  C  B
X  H  U  G  S  F  E  A  E  N  J  C  Z  W  S
R  U  L  D  F  K  H  Q  F  R  I  E  N  D  S
R  R  O  L  B  P  F  P  W  F  U  D  S  U  V
W  C  Z  S  H  R  J  P  G  T  O  T  D  S  T
G  H  B  A  X  I  H  Y  S  T  D  T  A  E  P
Z  O  P  D  X  F  P  F  Y  D  V  V  I  N  W
```

CHURCH	GYM	WALKS
CINEMA	HUGS	WEDDINGS
FAMILY	NATURE	
FRIENDS	RESTAURANT	

TRANSMISSION

```
B I Z S N F X N H J D T R M T
E I O W E B I R L V S A F I F
O M N Y N T Z I O Y E V X B M
B K N S W A I W A T E R P A A
I Z T T E D I M Y E C H R M H
A Q I C P C D R O P L E T W Y
E R Y W A R T F B F X C V X D
Y S I G Z T B B R O A F J F V
U C L R O H N N I C R G F A O
X N E N O J Z O C T J N L X T
O K B H U V M Y C P E Z E O W
X B O D J U T K Y Y I D A D P
R W D W T R I Z I R D X S X V
J Y M K Y N U H Q G E O M R G
R R O V M R I S W H C G B D K
```

AIRBORNE	BODY CONTACT	DROPLET
FLEAS	FOMITES	INSECT BITE
VECTOR	WATER	

CANCELLED SPORTS

```
G L M N N M M I O U G Y P F H
B V L Z R M P L G O N D B Q H
E Q L A Y E B L U D G D S S E
T N I X B V C F S Z P T Q G V
N E O J R T T C G O V K R G K
D H K A L S O H O C K E Y M M
W C O C L L U O L S Y P S J M
R X X Y I U A R F C M H T K M
D U V C L R M B J K B S C A E
L T S L W D C R T T K H T F S
U S C I P M Y L O E W J C Z T
V X R N N H S I Y F K U A G J
O Q V G I N D Y Q B B S P N V
T I Q F J Y E Q Q U V D A Q Z
C X C V T G J T J H D E W B T
```

BASKETBALL
CRICKET
CYCLING
FOOTBALL

FORMULA ONE
GOLF
HOCKEY
OLYMPICS

SOCCER
TENNIS

NEW ZEALAND COVID

```
N  O  N  N  N  T  K  G  T  P  D  J  O  D  Z  D
N  O  T  L  I  M  A  H  X  O  C  K  I  R  Z
T  G  E  Z  H  D  X  D  U  T  H  T  Y  X  Y
J  Y  R  U  B  R  E  T  N  A  C  Q  W  V  C
A  B  E  I  E  J  T  N  A  A  K  H  M  Q  P
M  I  U  D  L  R  U  P  U  J  L  U  F  S  W
W  H  N  K  I  G  A  I  R  D  K  K  N  S  I
U  A  K  J  M  H  I  D  E  B  H  F  C  A  C
S  P  I  U  I  C  X  A  I  J  T  N  A  U  M
V  E  X  K  N  J  P  U  D  C  U  H  N  M  A
G  M  T  G  A  R  D  E  R  N  A  J  J  T  D
O  Y  P  I  T  T  J  O  B  B  I  T  N  Q  G
I  Q  J  V  I  N  O  I  W  D  U  C  I  G  H
R  I  C  S  O  L  F  Y  T  D  G  L  A  O  A
M  A  P  A  N  Z  J  Z  E  Y  U  G  Q  J  N
```

ARDERN	ELIMINATION	MANUKAU
AUCKLAND	ERADICATION	WAIKATO
CANTERBURY	HAMILTON	
DUNEDIN	JACINDA	

Puzzle #17

SOUTH KOREA COVID

F D G C O R F U G M Q U D V K
W U K X F B K R O K D O Y E N
I Y G O L O N H C E T A Y Y P
Y C H E O N G D O Y O M X M X
E M G H A E K V S D I X S Q C
T V K K C D C L W Q H G U Y H
V S I S Y F A L Y M O G B R M
G N I T S E T Y M D Q Y I F I
P W A R C S Y R A Q C V D F Q
Y F J I C A Y L A M M O T N S
T Q G C L U O E S C V C X D P
T U L T E D J R K M I C I W H
V Y I E C F N F P Y T N A Z S
D S Z Q M T M Y S R U D G F M
L G Y I F P R S Y W U N W G U

CHEONGDO	SEOUL	TESTING
DAEGU	STRICT	TRACING
KCDC	SYEKYUN	
PROACTIVE	TECHNOLOGY	

Puzzle #18

SINGAPORE COVID

```
W G L C U G V L I V D N O R E
O D B E P W N W C V T B E I F
O H Q Q D J T O T E S T I N G
D U M P E O F R R Y J T Y Z U
L N T E J C M N A U Y A I R P
A P K R V S N B Q C J M S C W
N B W Q A R M E P G K P H O C
D A E N B M E L G B S I U U M
S Y X D O Y J B V R N N N G H
C B Z C O D Q J R B U E U G F
H O E I Q K N R B J T S D F K
V N X R X C U D L J K D E C I
W W C D P Q V Y Q L P D R R Q
Z V S S L U Z T N R R B I M N
Z P J M L L O K V E B L P A V
```

BEDOK	RESURGENCE	WOODLANDS
JURONG	TAMPINES	YISHUN
MODEL	TESTING	
OUTRAM	TRACKING	

STOCK MARKET

```
V R I K C S C K E N H L H E D
E S Z G C O U Z M Z B M G V W
K O R E C O R D C R F V U H R
B U F L O U H R E G M K Y F F
Z P C S K G W S E R M R Z P I
B D Z P N C O O D C N D G I S
Y F Z Y S R Z V U I T W L X Q
O D O H V S Q Z C J T I O P D
V P X Z U O O A K Q B P O R D
J G G N C O L L A P S E A N I
N O R T J R O A G C Y E A Y C
I L U H Z Z A C T T C G V R E
D X R R J E J S W I R Z D I E
I P P B V T V K H W L Z Z L D
D M U L I V S C H P C E M Y F
```

BEAR	DIVE	RED
COLLAPSE	DROP	SHOCK
CORRECTION	LOSS	VOLATILE
CRASH	RECORD	

CLOSED

```
J N Z T A C K B Z X L Z N G B
M E X A F I P T J Q C R J R V
F E Y D K K F V L I F V D V W
A N O C X X L R Z T A E A W N
C E P I A R V E F C R Z W N Z
M P R N B L F A A F J N D J S
L Z C E H K X Z S K R A P C Z
W T H M R Q Q N E M P B O H I
H V U A E A M S C R Y F C L X
X E R S D B C B L X Q G G D I
T E C H R E B Y V O I B E M R
Z L H U N A V J A B O K N Z S
V R E B R A B S C D N H Y R N
X T S L L A M N Y A N W C P X
V S F R E S T A U R A N T S E
```

BARBER   DAYCARE   RESTAURANTS
BARS   GYMS   SCHOOLS
CHURCHES   MALLS
CINEMAS   PARKS

PHRASES

```
R  J  P  S  A  V  T  U  Q  E  L  K  G  F  H
Z  V  A  R  H  X  Z  W  F  B  R  Y  I  O  F
L  W  O  Y  O  I  F  C  O  I  Q  P  H  Q  I
G  S  H  E  L  T  E  R  Y  M  P  C  J  I  O
Z  Q  S  S  A  V  E  L  I  V  E  S  U  T  M
Z  E  C  O  G  P  Z  C  D  A  D  T  J  A  W
Y  X  Y  B  C  P  F  E  T  I  U  I  E  C  P
M  B  U  C  K  I  L  F  X  K  N  P  Y  R  B
V  G  N  I  C  N  A  T  S  I  D  G  L  C  S
L  M  M  U  V  W  T  L  C  I  B  F  C  P  X
E  M  O  H  Y  A  T  S  J  S  U  O  D  E  O
C  U  R  V  E  M  E  W  S  W  R  G  Y  W  A
H  O  M  F  Q  U  N  V  K  P  I  K  X  C  B
A  E  V  R  A  L  N  I  A  K  U  D  V  R  Y
L  Z  G  N  C  J  H  X  N  Q  D  W  B  R  S
```

CURVE	SAVE LIVES	STAY HOME
DISTANCING	SHELTER	TWO METERS
FLATTEN	SHIELDING	
PROTECT	SOCIAL	

GERMANY COVID

```
V J D R E R W E W H N M M N L
R M A Q O P A K R F N D G H U
R U C D I S T A D O T W V E C
Y N W S F A E H W K B D W I E
F I X Y M A L N A Z A L N N L
Q C O L O G N E H M K U W S N
Y H N E N S O O K E B G G B Z
W X G T P E K H I R L U B E S
H N L H G D G A N B E M R R S
T U F Z S L K N J E S M L G U
Z R I I U F J O I R H T Z O N
U J C P I P W V G L R C E B S
B S Y W I A Y E W I S T A P W
A C W A W V R R B N Y S A A M
Q Y R Z G W E R F H W M E S H
```

AACHEN   HAMBURG   MUNICH
BERLIN   HANOVER   ROSENHELM
COLOGNE   HEINSBERG
ESSLINGEN   MERKEL

IMMUNITY

```
X  N  Y  Q  N  G  V  C  T  L  V  H  C  B  V
Y  R  O  T  A  M  M  A  L  F  N  I  P  Z  A
Y  A  A  I  M  A  C  R  O  P  H  A  G  E  S
M  O  B  H  T  U  T  N  I  T  A  A  D  N  O
C  S  H  A  D  C  T  A  M  K  F  G  P  Z  D
H  H  L  L  T  T  E  W  M  M  U  M  P  N  I
R  S  A  I  Y  F  W  F  U  E  Z  W  Y  R  L
E  N  E  P  H  R  Z  C  N  N  G  S  I  D  A
R  F  M  N  O  P  A  W  E  I  E  H  O  E  T
A  Y  O  M  I  R  O  L  Q  L  E  G  Q  C  I
V  R  W  R  F  K  I  R  L  Z  I  D  Y  Q  O
N  U  D  Q  H  K  O  J  T  I  T  R  A  X  N
V  X  Z  T  D  Q  U  T  F  U  P  J  B  P  O
R  H  T  R  Q  C  D  Q  Y  T  E  A  V  E  U
G  Y  B  T  S  W  S  Q  E  C  M  N  C  X  F
```

CAPILLARY	INFECTION	OXYGEN
CYTOKINES	INFLAMMATORY	VASODILATION
FEBRILE	MACROPHAGES	
IMMUNE	NEUTROPHILS	

CHINA COVID

Y R P T S Z B L P E U T E F G
D I E H H C O O T A C E G X L
T T E L C T L J R V G O F N C
Q M N B J R W Y D D T Z U N E
G Q N M U G E J D I E U N P Q
Z N N A T H N U D A E R P S K
V K O S H K E O M J A Q O B K
U S C K R U Q N D Y A R X E W
O L Y S G K W G A G R Q X X S
G N A I L N E W G N N A N U H
B K E R D E O W G M A A B C A
H S P Y C O S H O J F C U J Y
F M U M L V V D S O B L W G R
S K X R Y N H L R J P T P Z O
M E U T F D R O E F M A K K T

BORDER   HUBEI   WENLIANG
GUANGDONG   HUNAN   WUHAN
HENAN   MASKS
HONG KONG   SPREAD

MAINTAIN IMMUNITY

```
Q Q E N I H S N U S P M P F L
I B T P L S R P J O V I O Z R
V F Q L F N E I P C H D K D A
R R J K S F V L B V X S P Z K
W Y N J S S Q D B U S I I D F
T G S Z K J G F M A U Q P Q M
K W V B F B O R Q B T E E B V
Q O A Y F L R E N D E N S D
P Y E T F H G S S L C P G I Z
E E C Q E F A H L U A W C E Y
D G E Z G R N A P Q Q X W F V
P A S L G U I I T E E E E L B
C C Q E S I C R E X E B W K G
J M I V I T A M I N D P N S D
O M I G G I O W D F W D D D F
```

EXERCISE	RELAX	VITAMIN D
FRESH AIR	SLEEP	WATER
FRUIT	SUNSHINE	
ORGANIC	VEGETABLES	

GLOVES

```
N  T  M  O  H  M  T  W  C  V  H  Z  O  D  D
Q  G  S  L  T  R  J  Z  K  K  F  U  G  G  X
J  J  X  R  A  W  T  J  Z  V  L  X  O  J  F
C  Q  V  G  E  S  B  W  A  Q  Y  H  N  D  Z
Q  I  D  S  N  N  J  X  T  U  A  R  B  H  F
N  J  Z  P  N  I  I  C  I  I  B  T  M  L  P
P  W  W  I  W  E  N  L  I  O  L  Y  Q  N  Q
X  T  Y  V  Q  V  T  A  B  R  A  S  G  S  B
C  T  Q  X  W  L  Q  T  E  G  B  Y  W  Q  C
R  L  G  H  J  R  C  E  I  L  I  A  B  I  P
X  C  D  N  B  U  I  X  D  M  C  Q  F  D  R
R  D  O  J  H  B  T  Y  G  V  Y  L  G  U  A
G  D  O  C  J  B  F  G  M  Q  C  S  O  Q  W
E  R  J  L  I  E  F  V  S  N  L  M  R  T  N
X  M  O  T  O  R  C  Y  C  L  E  D  C  Q  H
```

BICYCLE	LATEX	RUBBER
CLEANING	LINERS	
CLOTH	MITTENS	
FABRIC	MOTORCYCLE	

CLEANING

```
R  H  Y  U  Z  O  I  F  S  B  V  D  F  Z  N
F  E  U  R  F  X  S  K  C  L  T  A  U  D  A
G  E  T  C  W  L  O  M  I  P  Z  J  Y  S  F
K  W  L  A  I  K  O  R  X  G  N  A  S  C  B
Q  J  P  L  W  L  Y  S  O  L  R  D  E  F  L
L  S  Y  Z  E  E  O  B  E  L  O  B  Q  L  J
A  Q  S  A  S  R  V  H  P  N  C  T  L  F  J
K  D  F  W  W  A  U  X  O  X  I  G  T  M  I
C  X  D  G  Q  N  N  P  P  C  C  P  W  E  J
P  A  J  L  M  S  A  I  A  V  L  W  A  G  D
N  U  E  S  F  E  P  E  T  O  P  A  M  D  O
R  V  F  Q  W  U  S  I  L  I  S  G  A  N  N
P  T  Q  X  B  M  V  U  O  C  Z  Q  E  T  A
R  H  M  V  M  M  Z  D  E  J  R  E  Q  M  Y
R  M  Z  G  N  F  J  G  K  S  D  M  R  K  W
```

ALCOHOLIC	MR CLEAN	SOAP
CLOROX	PINESOL	WATER
DETTOL	PURELL	
LYSOL	SANITIZER	

COVID ORIGIN

```
B  E  A  P  N  G  H  H  B  Y  Y  R  N  W  G
L  C  G  Q  R  I  W  E  T  M  A  R  K  E  T
C  N  N  W  O  W  L  P  N  I  V  E  V  Q  H
Y  L  M  G  S  P  R  O  J  Q  L  I  C  W  N
N  H  H  T  C  Y  T  L  D  N  Q  D  X  B  D
U  E  X  Y  Y  H  E  Q  M  N  P  U  K  Q  M
M  O  I  C  P  B  I  O  W  E  A  P  O  N  A
V  B  E  E  B  P  X  N  E  D  C  P  R  M  U
K  P  Y  K  A  L  S  T  A  B  A  L  Z  Q  M
R  Y  T  E  P  H  M  K  G  S  K  R  E  X  V
F  Y  J  I  Q  Q  G  O  W  T  U  C  Z  U  G
A  F  B  F  H  R  Z  X  E  Y  I  V  C  G  Y
D  W  D  S  B  H  B  V  H  K  J  X  B  X  M
Y  X  V  G  F  M  M  M  M  S  I  I  W  T  K
C  J  B  B  K  K  Q  H  N  J  B  G  R  D  R
```

BATS	BIOWEAPON	CHINA
LAB	PANDOLIN	USA
WET MARKET		

HEALTHCARE WORKERS

```
W  C  Y  D  S  K  I  S  N  S  Q  C  L  I  X
R  K  B  F  M  E  X  O  P  T  T  D  Y  X  P
M  G  B  K  B  D  H  U  R  U  I  U  C  S  T
R  A  J  U  L  I  C  Q  M  J  F  F  L  U  E
C  E  E  E  U  I  B  Y  V  J  A  W  W  R  K
N  I  K  F  Y  H  B  H  T  A  T  V  G  G  R
K  A  D  R  I  L  M  Y  H  N  U  R  S  E  E
H  B  I  E  O  W  C  I  N  I  N  S  N  O  H
Q  X  N  C  M  W  D  O  C  T  O  R  L  N  S
U  C  B  K  I  A  L  I  C  O  A  X  R  U  P
A  L  I  Q  F  N  R  A  M  R  C  N  F  T  X
H  M  L  H  Q  R  H  A  I  H  B  A  G  I  C
R  P  Z  M  S  V  J  C  P  C  Q  R  D  T  D
J  G  O  K  T  D  V  C  E  A  O  Y  J  C  Q
V  W  J  O  I  L  Y  M  V  T  W  S  K  U  E
```

DOCTOR	JANITOR	MIDWIFE
NURSE	PARAMEDIC	SOCIAL WORKER
SURGEON	TECHNICIAN	

ITALY COVID

```
O E M A T R A A J K U Y W A R
H N E G V Y H I T K E W F I C
D R W A C N B A L Z H R W G D
U F B H Y D W F D I F R L E X
B Y M D O D N C R O M A G N A
N J Q O M R R R L F E S W Q
A C S Y E T M A E D X L M T D
Y X Q V V P J C B H E D H O O
H D S V A E K E D M T E V P R
T S I E Z L X Z D D O R R S E
E S N N Y R R R X R Y L O W I
A I G I A E W P W L Q Y N N F
G K I C R K T T K V X T U U B
Z P N E Q U Z Z C V P F B Y R
M C G O F O T E N E V N E I E
```

ELDERLY	ROMAGNA	VENETO
EMILIA	ROME	VENICE
LOMBARDY	SINGING	
NORTHERN	TURIN	

US COVID

```
Z  Z  S  Z  J  N  E  W  J  E  R  S  E  Y  U
C  C  C  I  C  E  A  I  K  D  G  E  F  F  Z
M  O  K  S  O  U  P  G  R  X  N  S  I  I  J
P  V  N  Z  A  N  V  Y  I  V  C  V  T  P  A
N  P  A  N  X  N  I  T  L  H  J  A  F  X  N
Y  I  H  I  E  Q  A  L  D  X  C  L  T  A  D
Y  H  Z  Y  N  C  B  I  L  G  F  I  A  L  Y
S  A  X  E  T  R  T  K  S  I  B  R  M  J  X
M  X  D  O  D  Q  O  I  R  I  Z  O  D  T  D
O  K  B  I  T  V  Z  F  C  O  U  L  M  M  H
K  Y  K  U  R  K  C  P  I  U  Y  O  D  Y  Q
N  P  H  E  G  O  L  E  T  L  T  W  L  F  F
Z  V  D  V  D  T  L  L  A  D  A  V  E  N  I
F  B  D  Z  O  E  U  F  N  G  O  C  H  N  T
X  U  Y  K  I  Q  W  W  B  V  O  U  P  H  E
```

CALIFORNIA	LOUISIANA	NEW YORK
CONNECTICUT	MICHIGAN	TEXAS
FLORIDA	NEVADA	
ILLINOIS	NEW JERSEY	

SYMPTOMS

```
B Q O E L D F X E P O Y E M Y
Y T L U C I F F I D B P C Y D
W U L C H A E O N P S Y D E K
A T Q E D R Y C O U G H S X W
E K C Z Q R C F U U O C S N S
F S S E S H N A R K A U Y H I
D C O N G E S T I O N P F H E
S A U N I A C I A L A S E F D
C U A S Y A M G X G M Z V R I
P C E M P N P U G K Q N E C X
S T K P O U N E N B S H R U Z
Z R I P Z I F U U N J N R E S
I T A O R H T E R O S K T E V
R I Y A X Y H A E R K G Y U N
C J H O E S E H C A P C K P R
```

ACHES	DRY COUGH	PAINS
CONGESTION	DYSPNOEA	RUNNY NOSE
DIARRHEA	FATIGUE	SORE THROAT
DIFFICULTY	FEVER	

FRONT LINE WORKERS

```
F  X  X  C  L  P  M  F  C  I  S  M  Q  T  R
J  T  R  A  I  N  D  R  I  V  E  R  G  M  P
V  M  F  L  D  B  I  N  E  Z  C  D  Y  F  D
B  E  O  I  R  B  G  Q  D  S  O  Q  J  Z  R
F  P  Z  F  R  E  N  V  V  T  R  D  Q  U  D
I  R  O  F  F  E  V  W  A  O  I  U  P  J  K
E  L  E  L  D  A  F  I  E  D  Q  R  N  I  A
F  F  L  K  I  O  H  I  R  Z  Y  L  C  C  V
N  P  U  S  R  C  C  P  G  D  F  J  R  W  A
X  A  X  Y  E  O  E  T  B  H  S  Z  T  I  H
J  W  M  R  E  D  W  F  O  E  T  U  R  H  X
W  X  Y  T  X  T  J  D  A  R  Z  E  B  Z  P
R  V  F  F  S  E  H  V  O  G  Z  Q  R  H  T
F  Z  O  V  P  O  T  Z  G  O  E  X  U  P  A
N  N  U  F  S  P  P  X  P  J  F  C  B  K  U
```

BUS DRIVER	DOCTOR	FIREFIGHTER
FOOD WORKER	NURSE	POLICE
POSTMAN	TRAIN DRIVER	

MODELLING

```
U  G  J  S  U  F  Y  R  E  F  T  M  K  U  E
H  Z  B  C  O  L  A  H  G  U  S  I  B  Z  O
B  P  N  N  O  R  Y  L  O  S  A  M  P  L  E
Y  Y  I  E  T  H  G  U  A  N  R  N  J  N  P
X  J  X  S  T  P  O  O  W  D  E  Q  K  L  I
V  K  L  Y  S  T  Q  R  M  G  X  Y  G  M  D
T  P  Y  S  M  W  A  O  T  N  D  M  T  X  E
M  T  T  T  S  I  W  L  A  E  D  Q  R  L  M
Q  W  A  E  I  U  J  F  F  V  S  F  J  K  I
D  J  H  M  U  C  Y  N  C  I  W  V  W  I  O
Z  A  Z  K  Z  U  A  J  P  D  Y  Z  O  W  L
J  V  W  D  C  M  W  P  E  E  S  F  M  A  O
O  K  G  A  G  D  A  S  A  N  Q  N  G  J  G
H  D  D  N  R  T  T  G  K  C  S  Y  W  D  Y
X  G  V  G  J  J  Q  D  A  E  R  P  S  E  U
```

CAPACITY	FLATTEN	SPREAD
COHORT	PEAK	SYSTEM
EPIDEMIOLOGY	R NAUGHT	
EVIDENCE	SAMPLE	

VACCINE COMPANY

```
B  X  H  H  H  Z  Y  S  I  S  J  E  G  R  F
X  A  V  A  V  O  N  A  J  J  W  U  Z  Y  Q
Y  C  V  N  Q  E  B  T  T  K  C  F  P  L  J
V  S  W  A  J  J  B  A  P  C  R  M  J  F  L
J  L  N  J  R  U  Q  A  K  C  R  E  M  Y  Q
Q  V  J  O  O  I  V  O  N  I  F  O  N  A  S
Y  B  S  D  I  U  A  I  U  A  P  V  Q  W  B
L  H  K  Z  C  T  T  N  Z  Q  T  K  U  A  G
X  K  A  K  V  M  U  F  L  S  V  X  I  N  A
R  F  J  A  O  O  B  L  P  L  C  T  I  S  L
Z  E  A  B  H  G  Y  M  O  K  B  B  Z  U  U
Y  Q  Z  N  G  C  B  Q  V  S  X  Q  J  E  Y
Q  W  S  I  B  J  F  H  Z  B  O  B  V  F  Y
R  Z  U  E  F  C  W  N  O  R  D  I  C  N  J
A  C  D  U  L  P  G  W  N  U  I  E  B  A  O
```

BAVARIAN	MERCK	SANOFI
BIOSOLUTIONS	NORDIC	TANABE
CSL	NOVAVAX	
INOVIO	PFIZER	

PUBLIC TRANSIT

```
L  X  G  I  T  B  Z  N  K  K  O  G  R  Q  F
L  U  X  X  J  U  K  P  N  B  V  L  Z  O  I
U  Y  U  V  F  O  D  E  A  Q  Z  I  K  H  R
H  D  T  N  M  R  T  T  M  Y  S  R  G  A  C
J  C  A  C  N  E  T  R  Y  I  W  E  B  W  Q
A  X  B  K  A  R  T  M  A  L  E  V  B  C  T
F  E  T  U  M  R  B  R  G  H  F  V  E  U  S
I  A  K  Y  S  J  B  G  O  M  P  C  E  Y  T
T  T  V  M  E  C  A  S  T  L  W  D  T  N  R
N  P  O  S  F  I  V  E  H  N  I  A  R  T  E
K  D  P  Q  A  V  Q  K  W  H  L  N  I  L  E
U  A  S  X  L  U  Z  R  Z  B  P  F  E  V  T
B  C  U  K  R  G  V  A  O  X  E  E  C  P  C
F  R  G  M  O  G  N  L  Y  Y  N  K  N  X  A
F  R  K  O  J  Y  N  F  E  J  J  W  L  B  R
```

AMTRAK	STREETCAR	VIA
BUS	TRAIN	YRT
METROLINE	TTC	
MTR	TUBE	

PPE

P N U E Z G N T C I Z A X D N
Y B M L W G I Y D Q U H R Y E
C Y E D T N Q U O Y F Z U L J
W R K T F S O L H C L Y K J O
F U O D K Y D H P D A F Q K B
X H S T R B L I N A D Y F W L
L J L K A R J J N E C K L Z J
J K D P S R Z M M W T D T B H
C M Y L N A I V I S O R A K B
S H W E Z Q M P G O G G L E S
Y O J G L O V E S I U X I D H
D H W K O X X T C E D A S F J
B Z D L E I H S P A R J T S U
K Z Z G V S W Z K L F Z A R D
X A X Y W M D T Z B L T A Q F

FACE MASK   GLOVES   GOGGLES
GOWN   HEAD CAP   RESPIRATOR
SHIELD   VISOR

QUARANTINE LOCATIONS

```
G X G Z L Q V G Q G R A D J Q
S H U J V S S F O X H J L L E
P B Q Z T E V T J K W Q B Q U
C G S L S E A N A J B K M J B
F T F R Y L Q U O D A W I K Z
A S Q B J A D G E S I J A E K
Q Q F S P I H S E S I U R C W
J L S X T I T H L X L R M U O
I Y F F X Z M S F E C G P S P
Z C E S A B Y M R A T B C S N
S M U E R G Q G B H B O A C U
P T I M E T V J Y H N M H H R
R A P S N G L Z M Z F Y Z O A
R K R R A X X V B C M R H O G
A H X E X H I B I T H A L L S
```

ARENA	ARMY BASE	CRUISE SHIPS
EXHIBIT HALLS	HOTELS	PRISON
SCHOOL	STADIUMS	

EMOTIONS

```
B T E C N A T P E C C A S N X
X W L Y T N I A T R E C N U O
L Z H A W X O B G S D S X H V
T L E V L I H I J F T Z B D H
G F X X J E P T S O V R S T B
U C H K N T E E H S F E E B A
X A A M Q Y T Z M P E G Y S Q
K R U A S R V K D B S R M D S
T X S P W I M Z M N W E P K Q
N L T R L B M W E D P T N E Y
F E I L E B S I D V U X W T D
Y C O S Q G M O T R A G S F X
I U N C G L N Y L P G K L G F
B K P P Q P X A E Y O I E G C
N K O H T Y Z M A M N I S H D
```

ACCEPTANCE	DISBELIEF	STRESS
ANGER	EXHAUSTION	UNCERTAINTY
ANXIETY	OPTIMISM	
DEPRESSION	REGRET	

GROUNDED AIRLINES

```
W  C  D  F  N  I  G  R  I  V  O  Z  X  I  T
U  N  A  P  M  N  U  O  H  O  K  N  H  B  P
Q  Z  N  A  L  L  U  F  T  H  A  N  S  A  F
D  E  G  G  U  K  K  M  W  E  S  T  X  P  Q
C  J  C  N  I  T  S  D  F  F  M  Z  B  S  P
C  C  E  G  O  G  I  F  S  W  V  S  X  V  B
A  S  A  T  N  A  Q  L  T  Q  U  H  U  M  B
O  D  X  T  D  B  D  R  T  U  Z  G  F  Z  B
Q  A  A  C  H  P  L  T  N  R  B  Y  D  K  X
J  W  H  N  E  A  O  R  E  Q  G  T  P  E  D
O  B  B  Y  A  W  Y  R  Q  J  N  I  D  V  S
P  P  M  J  C  C  R  W  T  K  Y  C  A  Q  X
Q  C  F  D  O  G  R  M  M  E  K  S  D  D  O
V  D  S  L  P  E  T  I  X  U  R  Y  A  T  Y
C  I  T  L  A  B  R  I  A  N  L  A  R  E  U
```

AIR BALTIC	EASYJET	QANTAS
AIR CANADA	KLM	VIRGIN
CATHAY	LUFTHANSA	
COPA	PORTER	

VIDEO CALL APP

```
Q  I  L  X  S  N  A  E  J  E  U  L  B  X  T
V  F  B  J  T  K  D  A  O  V  D  H  G  U  S
V  R  M  U  L  B  Y  N  T  T  U  A  J  G  C
A  C  K  N  Q  B  R  P  R  R  O  N  I  A  M
X  P  X  X  J  I  M  E  E  B  P  G  X  J  C
R  D  S  I  U  Q  Z  O  G  A  O  O  I  W  O
M  W  F  L  J  P  Q  J  O  N  L  U  H  R  L
W  Q  W  B  G  T  P  O  X  Z  E  T  Q  O  D
F  D  P  E  X  A  S  A  Z  K  H  S  D  M  Z
P  V  U  B  B  Z  G  T  S  I  L  P  S  V  S
T  R  J  D  R  E  F  S  K  T  S  U  A  E  B
M  U  G  G  G  J  X  F  R  R  A  W  G  S  M
J  K  R  A  D  N  J  U  J  G  X  H  B  A  C
Q  U  X  E  D  B  P  Q  I  X  M  J  W  B  D
L  N  H  C  I  U  Y  Z  J  V  H  X  B  U  Y
```

BLUEJEANS	MESSENGER	ZOHO
DUO	SKYPE	ZOOM
GOTO	WEBEX	
HANGOUTS	WHATSAPP	

HISTORIC PPE

```
C  O  H  Y  M  D  L  R  S  F  Q  E  E  T  B
S  T  C  Z  C  A  K  U  S  V  K  R  O  E  W
R  G  K  S  Q  E  D  S  O  T  C  S  S  G  Q
P  X  V  F  R  P  V  T  A  H  O  L  Y  L  R
S  I  C  A  X  X  W  C  Q  M  A  O  B  O  J
P  X  T  I  Y  P  M  F  G  A  K  C  B  V  K
V  R  U  O  I  S  C  G  E  S  C  A  N  E  C
Q  S  T  V  I  N  E  G  A  R  X  M  E  S  P
A  I  I  P  W  I  Z  S  J  S  S  P  X  B  G
V  R  X  A  D  H  F  I  O  I  R  H  B  X  Z
O  Z  Y  A  N  R  O  V  E  R  C  O  A  T  M
H  C  K  Z  L  A  V  E  N  D  E  R  I  E  O
H  I  P  G  V  I  B  S  U  C  D  P  C  F  C
I  F  T  I  A  O  J  I  G  E  I  Z  S  F  K
X  F  T  I  K  U  C  N  V  B  F  Z  G  M  R
```

BEAK MASK	GLOVES	ROSES
BOOTS	HAT	VINEGAR
CAMPHOR	LAVENDER	
CANE	OVERCOAT	

PLAGUES

```
E  I  B  V  H  D  T  Q  G  C  D  P  D  L  E
D  A  O  V  K  W  B  B  N  Q  N  Q  F  W  R
Z  B  Q  F  J  U  U  V  J  B  N  Y  T  M  G
N  I  C  Z  C  Z  B  P  J  C  Q  C  M  J  A
W  G  P  L  P  P  O  S  V  D  H  T  P  D  R
E  O  R  K  H  T  N  E  E  T  N  E  V  E  S
K  I  Z  E  M  P  I  A  A  R  E  B  J  O  T
U  R  G  J  A  J  C  S  I  J  C  F  B  V  H
O  G  Z  H  N  T  I  E  J  N  M  C  R  K  D
T  Y  F  L  T  K  H  K  N  O  I  L  S  B  G
D  G  U  W  O  E  U  U  X  T  M  T  Z  R  D
C  X  S  R  N  F  E  R  V  A  U  Y  S  U  T
V  E  D  R  I  H  T  N  T  H  L  R  F  U  D
H  K  R  E  N  K  I  W  T  B  Y  E  Y  Q  J
W  G  P  A  E  G  S  I  G  H  D  C  U  L  J
```

ANTONINE	BUBONIC	CENTURY
EIGHTEENTH	GREAT	JUSTINIAN
SEVENTEENTH	THIRD	

FINDING A VACCINE

```
U  E  S  T  R  J  I  Y  I  J  G  W  Q  L  C
C  W  Y  Y  M  I  U  O  O  I  O  I  E  Z  E
D  N  K  G  J  U  C  N  O  H  V  N  S  P  P
N  X  U  Z  O  G  G  H  E  S  E  S  W  E  U
Y  R  E  V  I  L  E  D  U  A  R  U  X  Y  Z
N  N  I  C  Q  O  O  F  Y  M  N  R  F  Z  G
T  Z  O  N  W  B  J  N  O  N  A  A  S  J  V
R  R  M  I  C  A  I  U  H  D  N  N  Q  L  J
K  I  I  S  T  L  X  J  I  C  C  C  C  M  S
M  X  G  A  K  A  U  K  I  O  E  E  Z  F  W
R  G  J  H  L  H  V  S  R  F  P  T  K  D  I
Z  J  Q  S  T  S  Y  O  I  R  X  C  O  L  D
B  Q  Y  D  H  S  A  F  N  V  L  X  H  I  I
J  D  X  J  H  W  F  V  K  N  E  A  O  E  B
S  D  L  G  Z  D  A  W  I  I  I  M  B  B  E
```

BIOTECHNOLOGY	HUMAN	RIGHTS
DELIVERY	INCLUSIVE	TRIALS
GLOBAL	INNOVATION	
GOVERNANCE	INSURANCE	

DISEASE RESISTANCE

```
C F L A H O K Z H Z X X D W U
F L A M X A M U L M L W T F K
R B L Y N S U O L P H V N E K
O R A V N S K N I Z X T P C Q
W N H W P P D I F S G X O V O
A T E V D Q U D S V T W K U N
D N A G Z B Y J X O N U U T F
A R T K O K U S J D C Z R D T
P Q U I J H G J Y L W C W E K
T D W G B I T M J Y M I K D I
V Q N T E I L A N O S A E S L
G S O W D L O C P W E E Q X X
U G X Q T N A T S I S E R T N
J T V E V T S B I P O A R D U
C G T O L E R A N C E S K F Z
```

ADAPT	HEAT	SEASONAL
ANTIBIOTIC	MOISTURE	TOLERANCE
COLD	PATHOGEN	
DRUG	RESISTANT	

WORST HIT

```
M  I  P  W  V  U  T  Z  K  U  J  Q  B  I  N
E  F  F  K  M  H  H  B  X  H  D  Y  Y  K  L
S  O  H  W  E  E  Z  J  H  E  B  Q  M  N  C
V  I  J  G  I  F  N  B  E  O  R  K  Q  J  Z
E  S  P  S  Y  I  K  T  Q  V  Q  D  T  U  V
X  N  L  R  P  J  Q  G  R  F  P  J  Y  C  Y
L  C  H  I  N  A  Q  H  E  L  G  F  K  K  J
M  J  F  T  R  O  I  G  F  R  A  N  C  E  P
E  Z  X  A  M  A  O  N  O  Y  M  B  F  R  Z
G  L  G  L  N  C  N  A  D  J  Q  A  U  Z  L
N  L  N  Y  X  O  A  X  S  J  K  Z  N  M  Q
P  V  H  W  G  U  K  B  T  U  R  K  E  Y  M
W  B  Z  J  T  T  Z  Z  E  Z  B  W  J  T  E
J  F  Z  V  P  M  G  F  L  P  A  Z  W  M  P
Y  J  C  Q  Z  K  C  A  I  S  S  U  R  G  D
```

CHINA	ITALY	USA
FRANCE	RUSSIA	
GERMANY	SPAIN	
IRAN	TURKEY	

WORK FROM HOME

```
E  T  R  B  J  M  A  N  E  T  Y  H  Q  M  L
O  J  E  L  A  H  D  M  N  N  U  L  Z  R  E
B  G  L  I  A  M  E  A  R  O  O  M  B  Y  E
J  J  N  A  U  O  S  A  P  Z  H  H  D  B  W
F  A  L  O  P  Q  K  O  D  E  H  L  P  K  J
R  K  K  S  R  T  T  U  W  S  T  A  P  D  Y
U  H  H  Z  H  R  O  E  V  B  E  O  R  D  W
Y  M  E  F  O  Z  V  P  V  M  S  T  N  Q  J
J  O  A  R  R  D  I  C  V  P  A  N  C  E  Z
L  R  Y  C  V  R  Z  M  C  Y  P  U  B  B  Y
F  Q  I  N  B  E  T  D  E  G  T  D  L  N  N
A  X  N  M  Q  E  G  S  M  O  I  P  F  U  S
C  C  S  X  J  Z  W  B  P  F  U  W  U  L  A
K  H  G  F  Y  U  K  C  N  U  S  V  U  U  P
S  B  J  R  I  A  H  C  P  P  W  X  A  A  Z
```

CHAIR	LAPTOP	ROOM
DESK	NOTEPAD	WEBCAM
EMAIL	PHONE	
HEADSET	QUIET	

VULNERABLE PEOPLE

```
W  M  P  R  E  S  P  I  R  A  T  O  R  Y  A
J  D  T  H  I  A  B  G  E  P  R  T  I  Q  X
W  L  I  P  Y  A  U  U  X  K  U  I  Q  A  X
Q  C  P  A  V  P  M  T  K  J  U  F  Z  Q  K
G  M  R  J  B  G  E  H  F  B  Z  Z  B  T  Y
A  N  M  A  L  E  D  R  T  Y  Q  W  U  M  S
D  Y  G  I  D  M  T  F  T  S  C  G  L  J  U
U  B  D  J  S  G  B  E  M  E  A  D  Y  C  S
A  A  Y  I  Z  W  L  W  S  Z  N  L  F  X  S
Q  E  H  L  C  I  N  O  R  H  C  S  D  Q  H
T  R  Y  H  R  M  Z  O  B  Z  E  B  I  Z  A
D  Q  I  H  A  E  E  P  C  E  R  X  E  O  B
E  M  K  J  C  O  D  A  P  Q  S  C  C  N  N
M  Q  B  Y  H  Z  O  L  J  N  G  E  V  G  G
H  E  A  R  T  D  I  S  E  A  S  E  S  L  T
```

ASTHMA	ELDERLY	OBESE
CANCER	HEART DISEASE	RESPIRATORY
CHRONIC	HYPERTENSION	
DIABETES	MALE	

BOARD GAMES

```
Y  L  O  P  O  N  O  M  Y  O  X  K  Q  Z  K
L  I  Q  Q  I  H  C  U  F  F  L  M  C  O  H
O  A  B  G  Y  H  X  R  L  Y  V  J  O  X  G
I  I  X  L  X  T  S  X  K  Q  T  R  U  Q  X
W  A  C  H  E  C  K  E  R  S  V  E  S  N  G
V  V  M  H  C  L  E  U  L  C  I  E  A  T  M
S  V  S  L  E  A  B  F  R  T  D  R  P  S  Y
R  D  W  O  R  S  T  B  I  O  T  Y  E  O  H
N  B  X  H  M  X  S  A  A  L  O  A  F  R  G
G  P  G  I  K  M  X  O  N  R  I  W  B  Q  G
P  S  P  N  Z  F  L  V  R  R  C  F  D  L  V
M  N  O  D  U  O  K  O  A  R  Q  S  F  G  J
Y  P  K  L  C  P  S  P  V  A  Y  G  E  Y  V
U  M  X  W  V  M  Q  M  H  H  N  S  G  R  F
Z  C  Z  A  M  B  Z  J  G  Q  X  D  T  W  A
```

BATTLESHIP	CLUE	SCRABBLE
CATAN	LIFE	SORRY
CHECKERS	MONOPOLY	
CHESS	RISK	

CANCELLED EVENTS

```
B E V L K M Q U H C L I R U H
T U M D U Z C R N F G G G J R
C I M E A C A E P J J S L B W
V I Y D G Y A U U C R O J C E
X I Y B T B S N W C G H J H M
S M O A A N O I T A U D A R G
V H R L D P F O S T R M G I E
C J R Q A H T N P Y I J R S O
N J G J X R T I H M A Q L T M
D A N N I V E R S A R Y I E Z
P T O Y I Y T N I M R Y R N N
K K V I N D V N U B H Z S I D
X D E K Z S D G A F L P A N E
C N Y I J J I E R W O I D G D
Z Y X T S I M C W R D O Z L Z
```

ANNIVERSARY	BAPTISM	BIRTHDAY
CHRISTENING	FUNERAL	GRADUATION
REUNION	WEDDING	

CONTACT TRACING

```
D L P M X W W Y T P V A K B T
O G W S C Z B T L S P N C C T
O V U E C B L F R I E N D S K
L A P Z I X W I U N M N B M Z
J M R P O J Q Q Z U B A Z O D
D U O J A R I U H G T R F T D
K C X H C P H A V M I W M R B
D M I W T N M R Z C C N G A Y
K X M M R O J A W G Z V V U M
N Q I L F V O N N K D B H Z N
L W T X H I S T O R Y E M R E
Q S Y S D P I I E F M Y G Y S
Y J D B E Q C N L U H K N Y E
L E V A R T M E C E L L F I J
D Q V M J J H K W D B B Z F T
```

APP	FRIENDS	TEST
BLUETOOTH	HISTORY	TRAVEL
CELL	PROXIMITY	
FAMILY	QUARANTINE	

QUARANTINE

```
I  A  S  R  V  P  B  H  Z  C  D  F  K  R  H
A  X  B  B  I  C  O  U  G  H  L  Y  M  W  K
B  L  B  Q  Y  L  U  G  D  K  J  U  U  U  H
T  P  N  W  N  O  V  I  S  I  T  S  S  Q  N
I  E  Y  Z  N  C  X  A  L  M  E  B  B  P  B
O  T  S  R  U  J  Q  Y  I  D  W  Q  Z  O  D
B  E  W  T  O  P  Q  Z  R  Z  P  Z  S  F  C
L  A  N  O  I  T  A  N  R  E  T  N  I  S  K
M  M  J  O  W  N  A  T  R  A  V  E  L  F  I
H  A  K  G  F  E  G  D  T  K  C  I  S  E  U
B  A  Z  M  J  M  E  F  N  S  T  W  L  V  C
D  D  A  U  S  T  E  K  O  A  Z  M  E  E  N
H  O  K  Z  N  B  P  A  S  D  M  N  R  R  D
Q  E  K  R  C  W  Q  U  K  K  E  L  S  B  Q
L  U  M  U  E  G  E  F  D  E  C  W  Q  W  D
```

COUGH	MANDATORY	TRAVEL
DELIVERY	NO VISITS	TWO WEEKS
FEVER	SICK	
INTERNATIONAL	TESTING	

VIRUSES

```
L  N  R  D  E  N  G  U  E  X  N  E  X  Q  I
Q  H  P  R  U  A  N  R  O  I  R  Z  X  Y  Y
Y  I  A  X  A  Z  N  E  U  L  F  N  I  Q  U
W  V  V  N  U  B  C  Y  M  B  H  F  H  W  D
B  N  T  C  T  I  I  O  W  G  R  F  T  A  N
X  A  W  A  I  A  A  E  H  R  Z  A  H  G  I
C  C  H  V  L  R  V  S  S  K  X  V  M  W  U
Y  H  L  S  T  O  L  I  Q  R  X  N  Q  U  S
I  Q  Y  Y  M  T  B  Q  R  I  A  D  E  O  Q
P  L  L  H  F  A  R  E  S  U  Z  S  V  U  H
M  G  L  L  R  V  L  Z  I  N  S  R  P  K  M
T  R  Z  F  D  I  S  L  D  D  B  R  O  S  L
A  K  U  H  X  R  X  T  P  J  I  B  E  O  O
P  T  G  F  Y  U  F  V  T  O  Y  D  M  M  C
P  A  Y  H  F  S  M  Y  L  W  X  V  H  N  V
```

DENGUE	INFLUENZA	ROTAVIRUS
EBOLA	MARBURG	SARS
HANTAVIRUS	MERS	SMALLPOX
HIV	RABIES	

PANDEMIC BOOKS

```
L O H V F Q U D X P U Z G V W
U A W S D D A U X Y C N T M I
B V N B E C N A R E V E S D T
C M X D L W Y A H E M E N Q X
H W L R R I N N T I R I I Z X
I V R H C O N M V S K T I Q F
C G E V P A M D C U E U P O U
L T X S O R E E N C P H K A W
O F Q D R I F T D E L B T A Y
C Y Z D Y O U J I A S R A C M
K N P N X B H A Q N E S R L T
G Z P L A G U E U P O L I P V
T Q N D V F U K L P I M H B F
S P L A G U E Y E A R U M A P
E J A K M A I X P O P R Y A F
```

AMMONITE	ORYX	SEVERANCE
ANDROMEDA	PALE HORSE	THE STAND
BLINDNESS	PLAGUE	
DRIFT	PLAGUE YEAR	

NURSING HOMES

```
I  U  N  T  R  A  I  N  E  D  J  Q  A  O  O
S  T  W  Q  C  U  O  O  X  G  Q  H  C  B  J
L  G  A  P  L  R  Z  N  T  F  Z  E  R  B  O
V  B  T  J  R  G  S  H  O  R  T  A  G  E  X
J  C  O  Y  D  E  R  A  P  E  R  P  N  U  J
S  R  O  T  I  S  I  V  A  W  C  I  Y  A  M
W  R  T  B  X  O  Y  U  Y  K  L  J  A  L  R
L  I  U  J  G  O  E  L  D  E  R  L  Y  U  G
K  I  F  N  O  I  S  S  I  M  S  N  A  R  T
B  Q  L  E  X  I  B  N  H  M  T  Q  O  A  T
R  W  H  J  O  U  T  B  R  E  A  K  Y  L  P
L  Y  Y  S  P  Y  V  R  J  P  F  F  G  J  P
Q  U  J  A  N  O  D  C  J  L  F  R  E  Z  J
U  K  I  R  I  F  L  Y  C  U  K  W  X  E  O
V  U  L  N  E  R  A  B  L  E  A  J  G  P  W
```

ELDERLY	STAFF	VISITORS
FAMILY	TRANSMISSION	VULNERABLE
OUTBREAK	UNPREPARED	
SHORTAGE	UNTRAINED	

NEWS STATIONS

Q C N J Z L A G Q S O R Z H L
R F B L E P B D U G G C Q I Y
P B M N N A D T A A R R R W P
K N F E S B K K V P R P Z H E
K J C P O C L U R R G D C F N
T S S A U Y B R Q K U B I O X
F C Y M T A U B N N C X R A L
H L U E H P S A Z X H B V H N
G W L Y C V D C X S I C C T V
U B X X H B W T Y K O Y X Z C
C R V H I N O O K V A C I G P
Q Y I J N K N R X T S O D U U
Z I R I A Q A A P V B T A L E
K O J Q K J Z R C X D G G E H
F R X Y R A V R V N T B H E K

ABC	CCTV	NBC
ANN	CNN	SOUTH CHINA
BBC	CTV	
CBC	GUARDIAN	

PANDEMIC MOVIES

```
Y  H  S  I  U  L  N  Z  Q  D  O  Q  Y  X  C
C  T  F  O  J  F  G  A  C  E  X  C  B  W  V
Q  O  T  V  Y  X  W  S  M  C  M  H  Q  W  Y
F  B  N  K  P  C  O  N  T  A  G  I  O  N  W
B  O  U  T  B  R  E  A  K  R  G  T  L  U  I
I  D  J  H  A  J  V  E  Q  R  T  E  U  S  G
E  A  X  E  G  I  W  M  L  I  F  O  M  T  M
F  J  U  D  I  K  N  Z  I  E  W  B  Q  O  X
L  S  F  O  K  B  L  M  R  R  L  M  C  R  E
U  P  P  M  W  N  T  H  E  S  T  A  N  D  K
F  S  B  A  U  T  R  B  C  N  U  U  S  H  P
M  J  V  I  O  J  D  N  H  D  T  R  F  K  J
W  N  A  N  D  R  O  M  E  D  A  Z  I  Z  N
W  P  J  R  N  E  J  O  P  T  Y  C  X  V  Y
B  Q  Z  N  K  T  C  U  Y  N  S  T  A  B  S
```

ANDROMEDA	FLU	THE STAND
CARRIERS	OMEGA MAN	VIRUS
CONTAGION	OUTBREAK	
CONTAINMENT	THE DOMAIN	

GRAPHS

```
L U J W D F N G N O F P S Y G
P F L R V G H B T W S E X Z X
F K O A X Y L I A D E Z B E H
D A G D I E I Z S R H X I P R
B T A V P T V E L T C W E T U
E R R X L K N I S J O H Q K Q
U E I A G X Z E T A Q G A D I
A N T T H V N S N A E U R R U
I D H E E C L O C O L R L A T
E L M A N H E G I U P U C J M
K I I B K H W I Y D D X M N K
V N C M E I O M P W X P E U I
G E R W W X G R T Y K A L C C
P U P J Y I C D N R C E J N Q
Y R O T C E J A R T Y W G Q M
```

BAR CHART	HISTOGRAM	TRAJECTORY
CUMULATIVE	INCREASE	TREND LINE
DAILY	LOGARITHMIC	
EXPONENTIAL	PIE CHART	

SPAIN COVID

```
C A I C N E L A V J S Y L G W
N K U A K A R I X M P Y O J V
E O D T P C A K O P P Y A W R
U R E A U V Q F D Z M T Z O B
A N O L E C R A B G U Q V C Q
K I Q O F F A N H Q S M P A A
D S C N M L B D T T F A O R K
N V N I V M X A I N E N Y K I
H T J A L C W L M R J C T E B
B B V M R A A U V Q D H K S L
F E J Z J S G S C K P A W W B
F V Q O E L F I T E Y Y M Q A
B Q Z E U Q S A B I B C Y O G
T S S D R S F J J C L X Z X N
J W X H F Q U L W N Z E G Y V
```

ANDALUSIA	CATALONIA	MANCHA
BARCELONA	GALICIA	VALENCIA
BASQUE	LEON	
CASTILE	MADRID	

INDOOR EXERCISE

```
T D L P F X T B Z L M M H W B
Y L A Q W G P E U T U I Y G L
U Z S S D R O I D R A C G Q T
Y U R U P W T T L A P U A N X
G Z L E L U H S G A N E Q O A
L T D U A R H Q P R T C E S N
B Z D V N Z R S V T A E I K T
S I F B K G X F U X L J S N C
I E W O E N E Z L P B W N T G
P B H U G N T I O P H N G R G
U K I C K B O X P X W T T Z K
V U T C N Q I X Z V K Z C O Z
X N V V Y U Z X L W S N O V K
Q E X T Y T R G J L V Y H U L
L W Q J X D O C Y P L Y S D K
```

BURPEE	KICKBOX	PUSHUPS
CARDIO	LUNGE	SQUAT
CRUNCHES	PILATES	
DANCING	PLANK	

CRAFT

```
O  Z  M  C  D  D  J  Z  K  Z  I  L  O  H  G
Z  G  N  I  W  E  S  G  C  L  S  E  E  C  A
S  R  N  Z  M  Q  W  G  N  C  C  R  B  X  Y
B  P  Y  M  P  A  C  K  R  I  T  G  T  L  C
P  I  N  A  T  E  G  R  N  D  L  R  A  Q  O
P  A  T  S  R  M  I  I  O  I  R  L  Q  E  N
U  F  I  O  T  B  W  J  R  T  T  N  I  M  W
D  Q  G  N  I  R  U  O  L  O  C  T  Y  U  Y
A  I  A  J  T  O  A  Y  L  W  U  H  I  S  Q
V  O  G  A  R  I  L  L  I  H  U  U  E  N  F
E  M  K  R  N  D  N  X  L  A  P  R  T  T  G
O  B  N  S  D  E  G  T  A  E  S  L  Q  O
T  N  G  R  C  R  M  B  Z  J  W  B  F  V  P
D  R  Q  I  G  Y  Y  C  F  J  P  K  T  J  I
H  B  F  B  L  V  F  X  A  U  M  A  S  N  F
```

COLOURING	MASON JARS	SEWING
CROTCHET	ORIGAMI	WALL ART
EMBROIDERY	PAINTING	
KNITTING	QUILLING	

SUPPLIES

```
C K P T J Y T Q K Z G K L Y V
T F L O K V S Q K Q F L S G F
L O Q X K X E E M X H S Z N
Z C I W W R K N D S P M F V V
Q J P L I J M E O K Q Q L W Y
R M C Q E T A O D S Y O B A Y
R E E P Z T W N A I V Z Z N G
Q E T A A X P A W S H A M V E
Z X O A T S T A G T T E F I M
S G F Q W E T Q P A C L T S S
G N U J W J Z A W E U W X Z Q
D C A M B F L O U R R I T H B
D S F E U B S K C O V P Z E A
Y N Y K B O H O K J S E F E S
G H Z E G L O V E S K S A M N
```

BEANS
FLOUR
GLOVES
MASKS

MEAT
OATS
PASTA
TOILET PAPER

WATER
WIPES

CURE MYTHS

```
K  Q  V  L  W  G  P  R  S  N  Y  Y  L  R  F
E  N  I  L  A  K  L  A  I  X  G  S  N  X  A
T  N  T  F  U  Y  F  L  G  N  T  J  J  Q  L
O  Y  A  D  C  P  U  C  Y  T  D  O  I  K  W
D  A  M  F  Q  O  O  O  I  D  T  D  A  B  I
I  G  I  P  T  N  C  H  U  L  M  N  M  Q  I
E  V  N  U  F  B  S  O  Q  O  R  V  U  Y  L
T  R  C  E  S  U  R  L  N  X  C  A  L  W  F
D  G  A  M  N  M  W  E  G  U  Y  C  G  I  O
K  J  E  O  W  O  D  M  N  L  T  T  X  R  S
H  N  R  Z  H  X  I  O  T  O  B  O  K  M  K
B  I  X  T  Z  L  F  N  M  U  N  O  I  I  D
Q  S  U  E  V  X  N  S  O  Q  L  J  O  L  P
H  D  U  Y  N  R  E  D  M  E  A  T  N  X  N
M  K  A  U  V  E  W  C  C  H  E  C  W  G  Y
```

ALCOHOL	KETO DIET	VITAMIN C
ALKALINE	LEMONS	
COCONUT OIL	ONION	
GARLIC	RED MEAT	

BACTERIA

```
N N H B E A H M L E G X O Q R
S X P F Q T S M L C Z Z E X T
T A E L D J S O O O O J U M B
R K S F T H Q E N L T L U X K
E S C E S C H E R I C H I A I
P A N W S L A L L E G I H S T
T L E U G O M Q X A O U N X N
O M G O A S N E I S S E R I A
C O B D H T J I W T A V N E J
O N E B U R K H O L D E R I A
C E K Y V I R H N X H X G A V
C L C V O D L O Z X E C M U F
U L L U F I E K N E N E I Z L
S A I T X U C W R O Q F F R E
H E G G S M O K Z J G H O G O
```

AERUGINOSA	ESCHERICHIA	SHIGELLA
BURKHOLDERIA	GONORRHOEAE	STREPTOCOCCUS
CLOSTRIDIUM	NEISSERIA	
E COLI	SALMONELLAE	

INDIA COVID

```
D M H F W E F R U C Z S T J S
L X P S A N Y F T Q C H E V G
D V M G E C X V P O E L O J R
L Q A K S D S S D B R H F M R
Z B G Z T N A R G I M W A K B
H H U N G E R R O Q H O A A W
P T J I W N F V P D V Q D T F
A R A D H O A L P F N Y E I P
S L R O W L D R I J P E E K V
U V A U Z Z E K E T H G V M J
P M T R K M B D C G P Y E J Y
S Q B T E J Q Y K O Z X H H P
Z Q V T U K X M R Y L E V B N
M Q G A P Z S Z U X N H R M I
O O E H E G J Q V S X J B Q V
```

CURFEW	KERALA	PRADESH
DELHI	LOCKDOWN	VENDORS
GUJARAT	MIGRANT	
HUNGER	MODI	

LOCKDOWN BENEFITS

```
G F H E Z I T I R O I R P O S
M E D U T I L O S Z Z L R Y W
U U W M D A D Q K E M H Z G O
P E G T Z H U F L K U P H V P
X F L N H N T L O T P S Y I H
N F S C I C L G A Y Z Y E A B
G E A V J D C K R V L X Q V N
L R R X I G A A O N E I G K A
D B W D P Y Q E L N Z R M C L
O F Z F L H K U R M U D E A B
L O W E M I S S I O N S O H F
U W U T V O H C O D Z C F N A
C O F H O M E C O O K E D U A
P G O T N E M N O R I V N E S
N I V P Y F Z J J R I A H I D
```

CALM

CHILDREN

ENVIRONMENT

FAMILY

HOME COOKED

LOW EMISSIONS

PRIORITIZE

READING

REVALUATE

SOLITUDE

TESTING

```
I  Z  Q  W  I  U  U  L  D  X  P  R  I  A  L
R  S  F  C  P  Q  Z  R  A  D  U  K  R  D  U
B  C  E  C  U  Z  I  I  F  B  C  L  R  J  F
Y  R  T  P  C  R  F  H  N  D  S  Z  W  V  G
T  E  K  L  B  T  H  A  O  T  W  I  I  P  Y
U  E  S  P  B  U  J  T  S  B  A  B  S  J  F
X  N  N  M  Y  T  F  B  E  K  B  A  O  Y  D
J  I  K  G  O  H  Q  F  W  V  I  O  Q  V  L
O  N  T  T  U  T  W  N  E  G  I  T  N  A  X
R  G  Y  Q  Y  B  P  O  G  R  D  R  K  K  I
I  Q  O  U  U  A  K  M  B  Y  T  O  D  D  Y
A  T  L  D  Y  S  N  Z  Y  G  M  Z  W  D  G
S  M  K  I  C  X  F  B  H  S  C  Z  Y  K  O
R  K  E  F  R  O  M  O  O  K  X  K  T  S  Y
R  E  H  Z  Q  D  M  X  P  R  Q  B  N  U  R
```

ANTIGEN	LABS	SCREENING
BUFFER	LYSIS	SWAB
DRIVE THRU	NOSE	SYMPTOMS
KIT	RTPCR	

LOCKDOWN

```
Q K V C D S V K S C S M K O F
R L L Y C J A Z L V N Y J T P
U R W K G Z W D T C U J K J X
W T N N T E M R H S P Y V V O
P O R O P A F C F A Y F W L U
R Q Y S L R N J L Y D X H S Y
P P U I L V Z X L O Y E U U V
I F N S V L E S I P S I P N L
O N Z X E H A B B O R E D I K
Q G Y R M U L C N C U D D E K
A D E L I V E R Y T A S Y W M
V A S E I V O M E M E E H L H
R P J G E M O H Q K F I B E K
T W R G R E A D I N G Y U J M
T Z H D J U D F C Y Y X N Q S
```

ANXIOUS	DELIVERY	QUIET
BORED	FAMILY	READING
CALLS	HOME	
CLOSED	MOVIES	

PANDEMICS

R T S M A L L P O X Z X N A P
U K L O O O I V N W L P A Z K
S U R I V A N O R O C K C K F
S B A P E A S H K I W H F J H
I R L P K F L I F A D O W F K
A U E A H S I N A P S N I A I
N S L V C M R Z Q N O G P D K
A D R F E K Y E Y G W K C X T
A G R A E F D S Y I Z O Q R L
K R Q S S N W E I G J N K H V
W J E A F R I O A Z E G Z F L
F U A L O B E W L T B F W G F
O U I M O X Z M S L H L C A F
K Y Y R H H P Q Z H E U S C F
S J O J D M C L Y P K Y V K H

ASIAN	HONG KONG FLU	SPANISH
BLACK DEATH	MERS	SWINE FLU
CHOLERA	RUSSIAN	YELLOW FEVER
CORONAVIRUS	SARS	
EBOLA	SMALLPOX	

PHONE CALLS

```
N  F  A  U  N  T  Z  U  B  H  V  I  I  I  K
V  R  A  T  S  Z  N  G  W  P  G  X  K  B  O
U  T  J  F  I  T  R  Z  T  T  P  L  U  T  S
B  O  L  Y  S  D  N  V  S  L  R  C  A  I  T
K  J  D  M  T  L  T  N  E  P  H  E  W  Q  B
P  V  E  R  E  H  T  O  M  D  N  A  R  G  O
P  U  C  J  R  U  H  X  O  F  S  Q  T  X  T
O  V  O  U  K  Q  M  Q  X  D  B  S  O  E  U
T  R  E  H  T  A  F  D  N  A  R  G  K  G  G
A  V  E  P  T  X  A  E  P  V  Q  Y  Y  E  V
D  J  B  H  M  O  T  H  E  R  V  E  Q  N  W
D  E  Y  T  T  M  H  U  N  C  L  E  J  M  Q
H  I  B  U  W  O  E  H  C  Y  E  N  N  F  E
K  O  J  N  S  E  R  U  A  P  K  I  L  A  I
T  R  S  O  A  D  V  B  H  V  D  E  N  J  K
```

AUNT	GRANDMOTHER	SISTER
BROTHER	MOTHER	UNCLE
FATHER	NEPHEW	
GRANDFATHER	NIECE	

UK COVID

```
H  U  G  A  F  R  Q  H  S  Q  V  I  R  A  G
X  A  W  N  O  D  Y  O  R  C  W  L  P  Z  M
C  B  R  E  N  T  Q  Z  M  H  A  Q  E  W  H
M  T  I  R  E  L  A  N  D  O  K  B  H  V  C
L  O  N  D  O  N  H  V  A  Z  R  V  J  O  F
K  Q  O  T  I  W  D  T  D  Q  X  N  Z  K  K
X  R  A  B  E  E  Z  W  E  X  A  B  R  P  Q
W  L  A  U  Q  Q  E  H  G  B  V  I  R  V  N
U  S  Q  W  R  E  T  S  N  I  M  T  S  E  W
X  H  P  Y  H  B  S  C  O  T  L  A  N  D  G
W  Y  D  Y  R  T  D  E  G  G  V  X  L  H  P
W  T  A  J  P  I  U  A  L  Q  M  K  U  C  C
M  L  Q  G  W  M  I  O  E  A  W  B  E  V  V
N  P  P  D  Z  V  U  Y  S  P  W  C  C  Y  W
Z  Q  S  F  H  L  B  Q  K  M  T  Z  P  O  P
```

BRENT	LAMBETH	WALES
CROYDON	LONDON	WESTMINSTER
HARROW	SCOTLAND	
IRELAND	SOUTHWARK	

ENVIRONMENT BENEFITS

```
Q E N F H D Y W S V U M L A S
W M F L U B H I A N G P O C U
C G Q I O R Y N O T Z A K A O
Z R T B L C E K O G J N W P P
S N V H H D A P S B A I I T T
W Z C T W N L L K E R M Y J V
F M Z L F A B I F T U A L K A
E H O T E I U Q W O K L C N Q
I E R U T A N F T N O S B C V
E J T Y R L N E S G U D H T W
G L T R W M I A V J Z D Y C X
Z E J Q W B M O I V S N J C V
D I A P R E T A W R A E L C L
S E V Z I J U Q T O D C D G G
N O R V H Y K X F L L U N F A
```

ANIMALS	CLEAR WATER	QUIET
BLUE SKY	LOCAL FOOD	WILDLIFE
CARBON	LOW OIL	
CLEAN AIR	NATURE	

HOSPITALS

```
T T M N A T N I Y N I J X U G
J U M Y V D I L M W V Y G L D
Q L M U U O S U O Q K J W H G
X E B O I T L A G C S L P K E
E E R I U L K Z M H N L H Z J
N W L O L N L R P O P I B S B
G M O A T L T I O N H S L O Y
S H H O G S I S R Y C T B N K
V R R T D N R E I T H Y T A E
B R B H Z H I U J N R T I S Q
M W D H X C I T H E A S R I T
M Q T I D N B L H M A I J O W
V T S S G S Q E L G L N O I N
Y X J V F F Z U Q Z I E H L I
X G L Q W M T T B J Y N B H H
```

BILLIE JEAN	MOUNT SINAI	TRILLIUM
ELMHURST	NIGHTINGALE	WOODHILL
JINYINTAN	NORTH YORK	
LINCOLN	ST THOMAS	

AUSTRALIA COVID

```
C  A  I  Y  J  M  S  S  F  E  S  R  U  C  C
U  T  I  P  C  Z  P  Z  N  L  I  Z  M  S  N
H  V  V  R  K  R  P  P  P  I  U  B  N  T  H
K  A  P  G  O  E  V  M  O  R  R  I  S  O  N
A  X  D  X  H  T  U  O  S  W  E  N  K  W  R
F  I  X  N  V  R  C  N  T  R  A  C  I  N  G
V  R  N  E  A  N  R  I  D  L  P  W  Q  Y  H
C  S  W  A  V  L  G  W  V  K  B  O  D  D  M
E  X  N  U  M  A  S  W  Y  N  L  D  K  J  M
V  M  W  A  G  S  C  N  W  O  D  W  O  L  S
C  V  F  Q  F  T  A  H  E  Y  P  R  F  W  M
S  O  B  Y  N  R  E  T  S  E  W  D  H  L  J
I  O  F  P  I  L  C  K  C  U  U  X  M  Z  O
C  N  O  R  T  H  E  R  N  P  E  Q  V  E  N
S  S  K  Z  G  Q  O  T  C  A  Q  Q  G  D  C
```

ACT	QUEENSLAND	VICTORIA
MORRISON	SLOWDOWN	WESTERN
NEW SOUTH	TASMANIA	
NORTHERN	TRACING	

ESSENTIAL SERVICES

```
D H J V H R U B I J G G E W Q
X V U S U P E R M A R K E T H
V T I T Q P I L K J N D A D J
N W N L I R K T S P N D C N V
P R H E A L T H E O D A V H R
Y D B U M I I W I L W G U X L
F C F I E N C T S I L T Z A P
E L A K N D R O I C M I S D Y
R R Q M E A U E S E J I X H Q
G N I M R A F C V A S W R N R
S J B F G A Y O A O P U F C X
D I I U Y Y H A G T G E H L C
Y J R I E F W P R E I K E O V
E Z B E W T I E R I Y O W Y U
W E N W W A R H Q W P I N E C
```

EDUCATION   GOVERNMENT   SOCIAL
ENERGY   HEALTH   SUPERMARKET
FARMING   PHARMACY   UTILITIES
FIRE   POLICE

TOILET PAPER

```
N  I  K  V  W  G  S  I  U  J  W  Q  V  A  L
V  O  Q  H  P  A  M  A  X  R  A  K  Z  T  R
L  O  R  T  H  T  N  R  Z  I  P  F  X  U  N
F  F  T  T  W  G  E  G  A  T  R  O  H  S  H
Q  V  U  O  H  W  P  R  E  M  I  U  M  W  K
E  J  D  P  W  E  A  R  T  L  U  R  H  D  L
B  R  F  L  I  Q  R  N  O  G  S  C  O  T  T
E  P  E  E  L  L  E  N  O  T  T  O  C  L  S
V  M  A  M  V  X  S  W  W  R  A  W  F  V  L
A  L  C  C  H  A  R  M  I  N  Y  L  E  T  O
T  N  N  U  D  S  H  I  B  T  Z  V  K  I  Y
O  V  O  Z  Q  B  A  P  D  W  R  H  Q  P  X
X  G  Q  R  N  L  I  C  O  R  O  N  E  T  R
E  O  Y  A  D  B  N  A  X  W  L  W  C  I  G
R  V  F  G  C  Z  U  X  N  E  L  P  S  M  V
```

ANGEL SOFT	COTTONELLE	SCOTT
CASHMERE	NORTHERN	SHORTAGE
CHARMIN	PREMIUM	ULTRA
CORONET	ROLL	

CONSPIRACY THEORIES

```
P R X Z O W C T U A V H B P F
R E W O L B E L T S I H W B U
S R P B H U I P B K B B I S E
W A Z V I M P O N A W X L P R
B H E B K L G Z W E R A O O O
Y L H N H E L W A E S H E P E
Y Q Z S G Q C G W O A U K D M
O N X P C I M F A F L P Q X E
M H R L T K N X W T I B O O F
N Z V P I Q S E B B E V Z N Z
L E S L Y D N A E Y N S E S E
S K H E I A R S S R S W L G Q
T E P S T D C P U R E V O C Z
Y J Y V W A U W A A V D O P T
E D U H J A G D I C S Q R L W
```

ALIENS	ENGINEERED	WHISTLEBLOWER
BILL GATES	FIVE G	
BIO WEAPON	GATES	
COVERUP	NWO	

FACE MASKS

```
T  H  N  H  Z  Y  V  H  I  V  U  S  B  U  O
I  M  F  A  J  K  N  E  I  A  S  E  U  U  N
D  N  A  B  D  A  E  H  P  K  I  N  T  O  B
U  E  N  I  J  U  I  X  U  Z  E  D  C  O  S
D  E  C  I  R  P  R  E  V  O  L  U  R  C  U
Z  S  G  Q  N  K  S  A  M  S  A  G  B  R  P
Y  E  D  A  M  E  M  O  H  M  S  K  C  Z  S
G  T  C  O  N  S  T  R  U  C  T  I  O  N  U
W  L  P  J  X  Y  Y  Y  G  F  I  R  K  M  R
L  X  A  T  D  B  R  K  F  N  C  E  T  T  G
H  F  E  C  C  V  P  T  I  I  L  H  C  I
X  Q  Q  L  I  E  E  Z  A  O  V  W  J  L  C
A  V  D  R  D  D  R  J  U  I  K  E  E  J  A
I  F  T  M  Q  M  E  V  W  E  M  K  Q  S  L
X  U  F  Y  H  D  U  M  K  Z  L  W  O  Y  R
```

CONSTRUCTION   HOMEMADE   SEWING

ELASTIC   MEDICAL   SURGICAL

GAS MASK   N NINETY FIVE

HEADBAND   OVERPRICED

BODY RECOVERY

F L K Q Q L V N E V E S W F N
G I F S O D T G Q W Y U R M N
G N G Y Y A C F K P Y V W A N
V U K H L Y M P H O C Y T E S
M D V X T S O T J L S E U S O
A R W W W X E R K L B V J D U
P S E M E T C I T J M C B Z U
F K N B X Q V M D S R G R L Z
K C P I M S B M W O E K K Y Q
Y L P O E E A U A C B D G P N
R T J U W T M N J O O I F B O
J R H B O U O E Q J A G T X R
C J T W Z M N R R R F G N N M
I T B I K Y P N P R V Y L R A
M G B Z U R R W X E L T A L L

ANTIBODIES   IMMUNE   REMEMBER

DAYS   LYMPHOCYTES   SEVEN

DESTROY   NORMAL

FIGHT   PROTEINS

INTERNAL BODY

L C F H F D Y L E P Z U S J S
J B Y B A K I A B W B A W S N
M G R T Z A H U R F N D E C A
H T N O F J L A L J K U L A F
S F G R N R E V E F A T L K Q
E X M Q B C V M E H I R I L V
A P B L Z N H S I O C B N K M
X A C S B C I U B S L A G U H
K X W W V X G P S T B U R S T
E B Z D U A H K Y U V Q S T Q
S X V J X O U F A S C H D Z N
G R X V E D T O B S W U P P J
Y N W O S C P F E U U D M Q L
S J R D K M K V G Y B L P N W
B V J F Y R O T A R I P S E R

ALVEOLUS   FLUID   SWELLING
BRONCHUS   HOST   TRACHEA
BURST   MUCUS
FEVER   RESPIRATORY

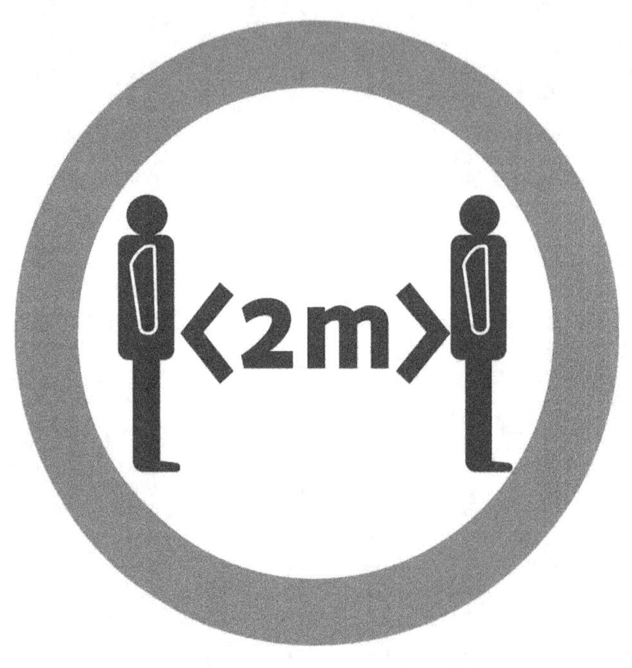

Pandemic Word Search Solutions

INDOOR ACTIVITIES
Puzzle # 1

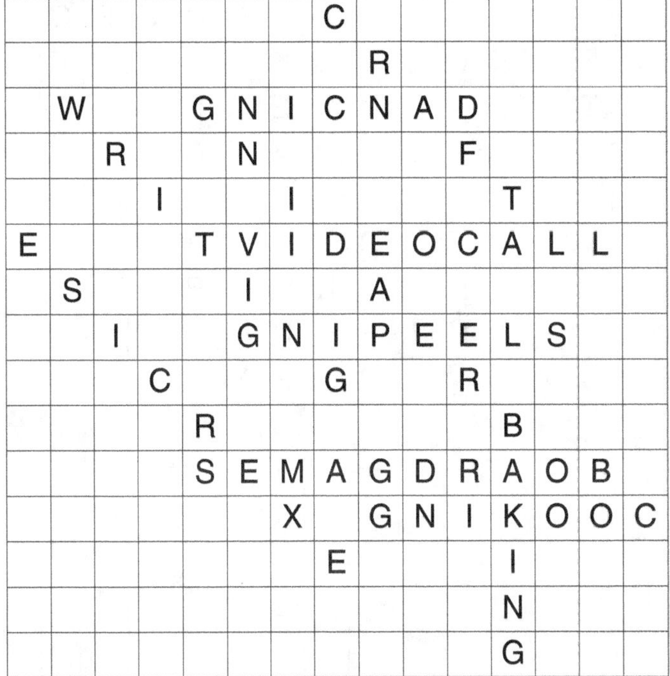

OIL
Puzzle # 2

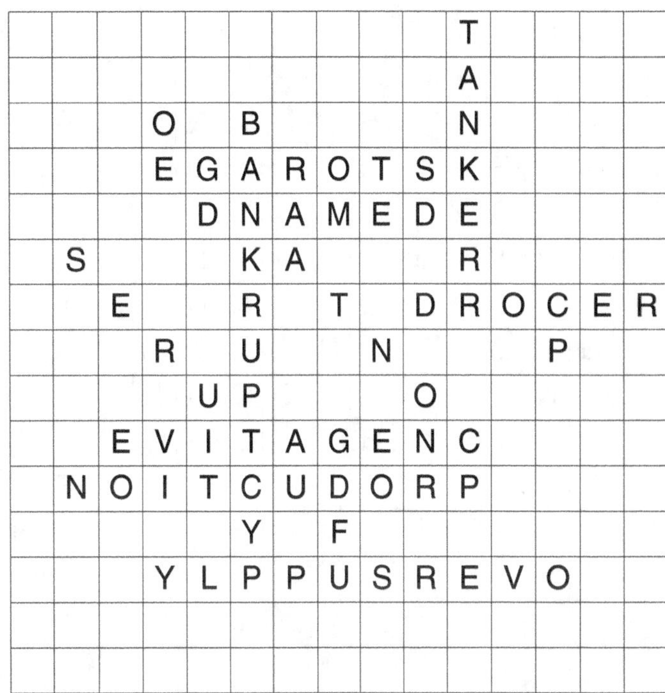

ORGANIZATIONS
Puzzle # 3

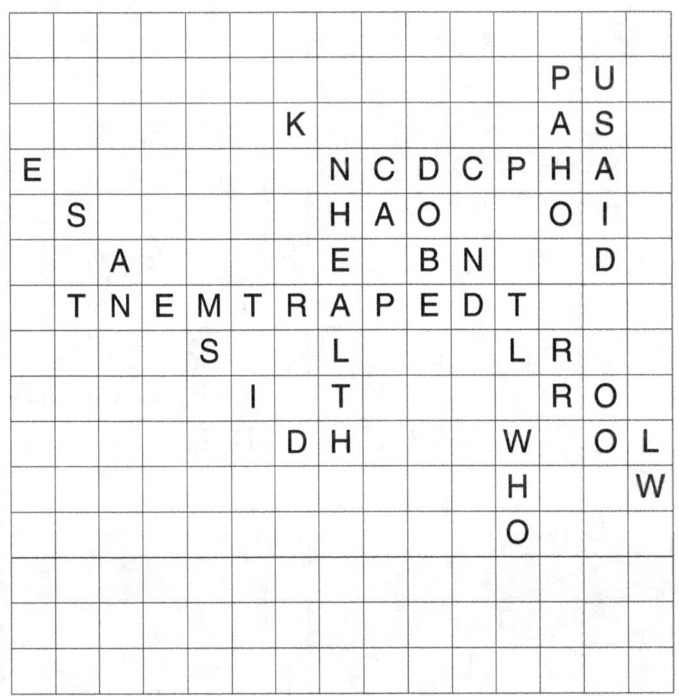

HISTORICAL ILLNESSES
Puzzle # 4

FEARS
Puzzle # 5

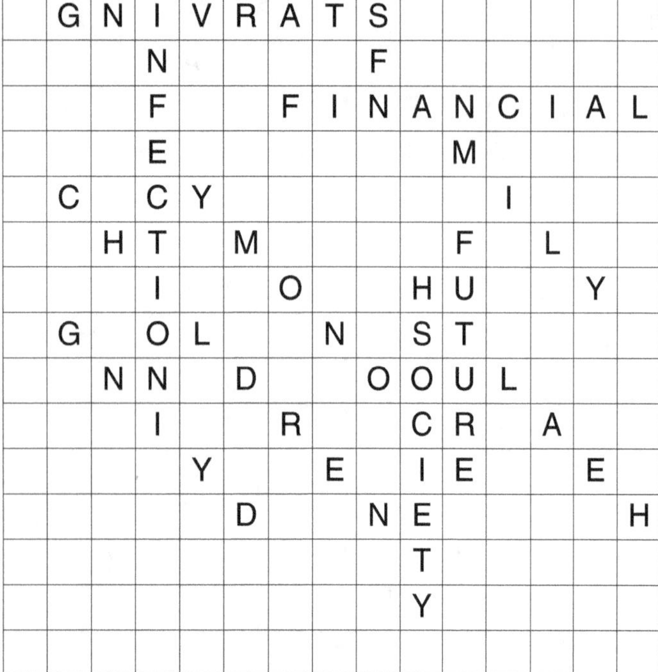

BAKED GOODS
Puzzle # 6

CANADA COVID
Puzzle # 7

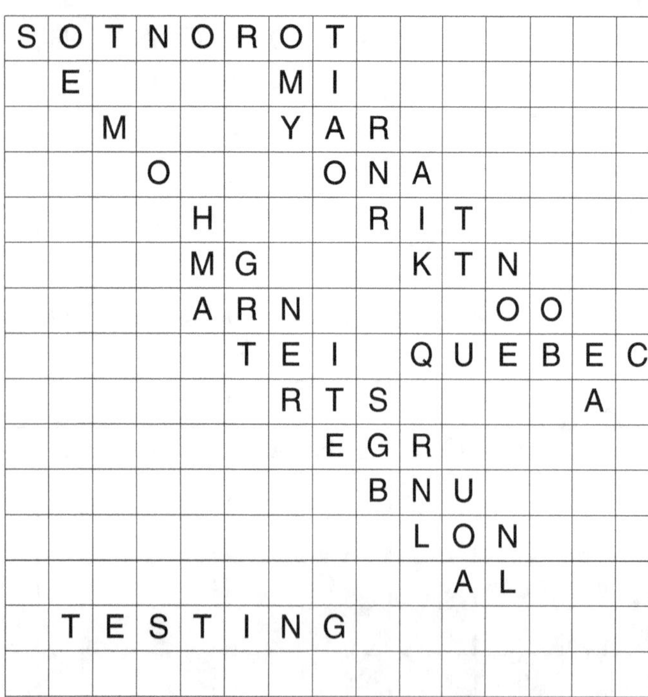

HISTORIC TRANSMISSION
Puzzle # 8

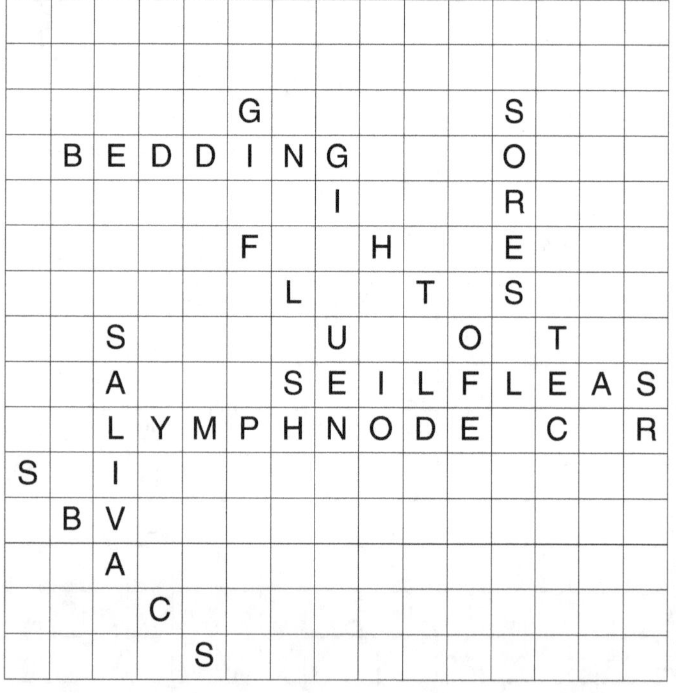

VENTILATORS
Puzzle # 9

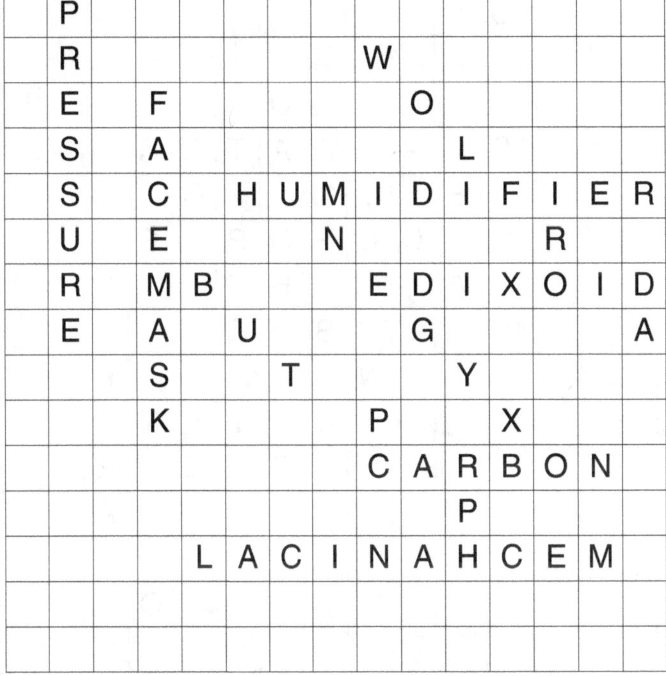

DISEASES
Puzzle # 10

D
E R Y
M R E T E R P
S E S A
S D N R P N
T E I T E I O
R T A I C R M
O E R A N A L
K B R A T U
E A H C O P
I S C H E M I C O R
D E Y
A
L
S I S O L U C R E B U T

ECONOMY
Puzzle # 11

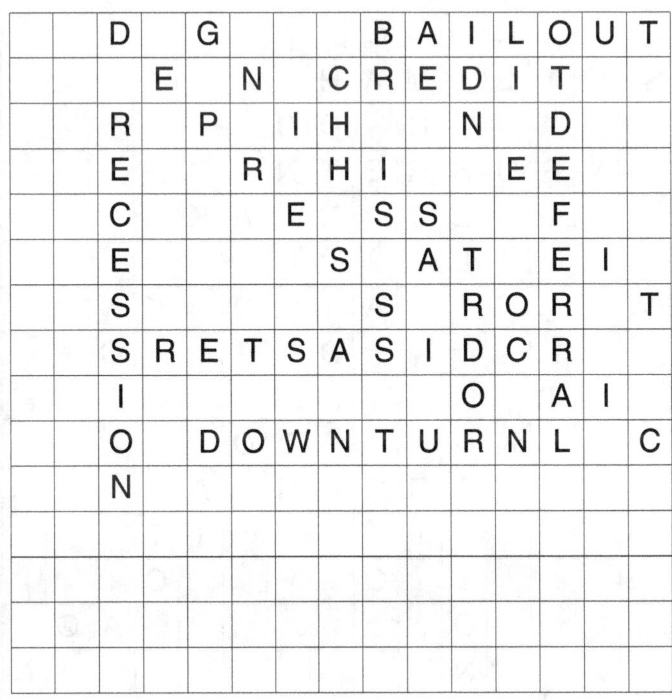

LIBERATE
Puzzle # 12

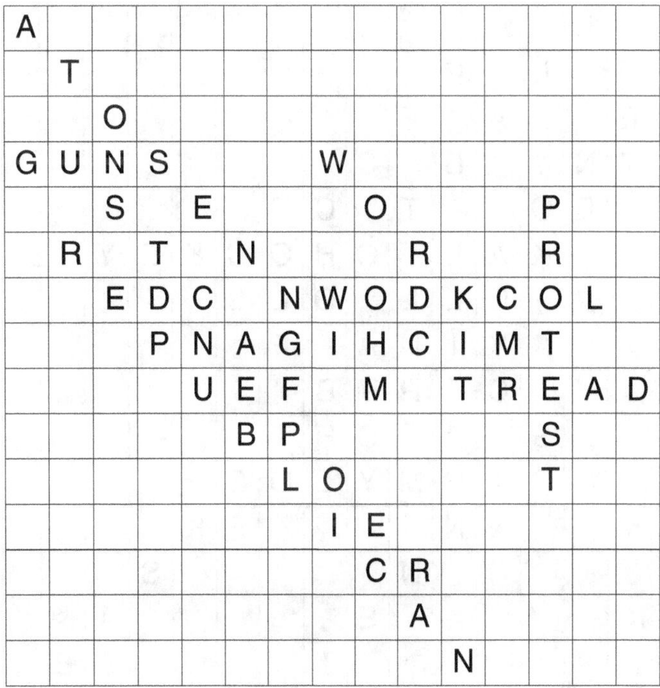

THINGS PEOPLE MISS
Puzzle # 13

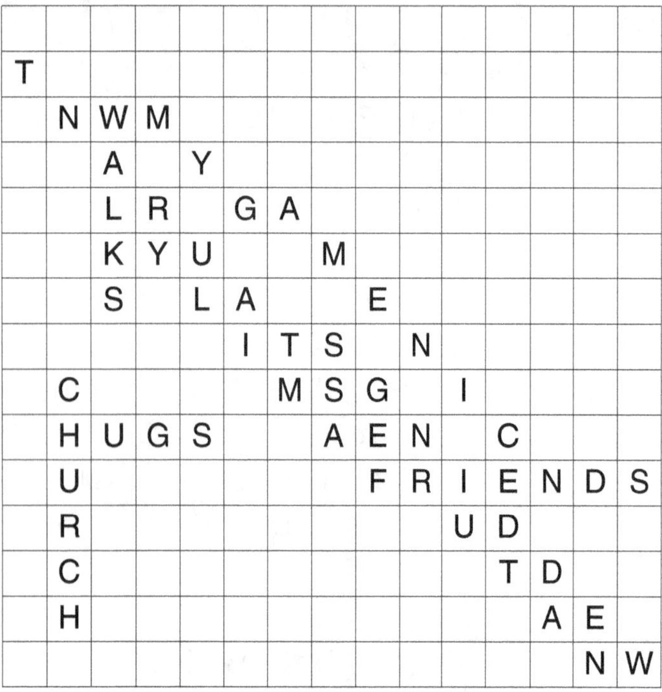

TRANSMISSION
Puzzle # 14

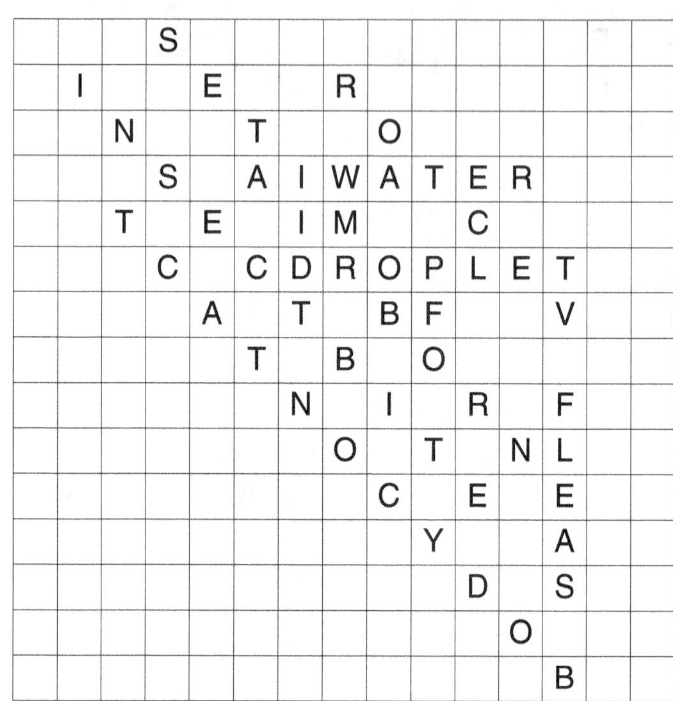

CANCELLED SPORTS
Puzzle # 15

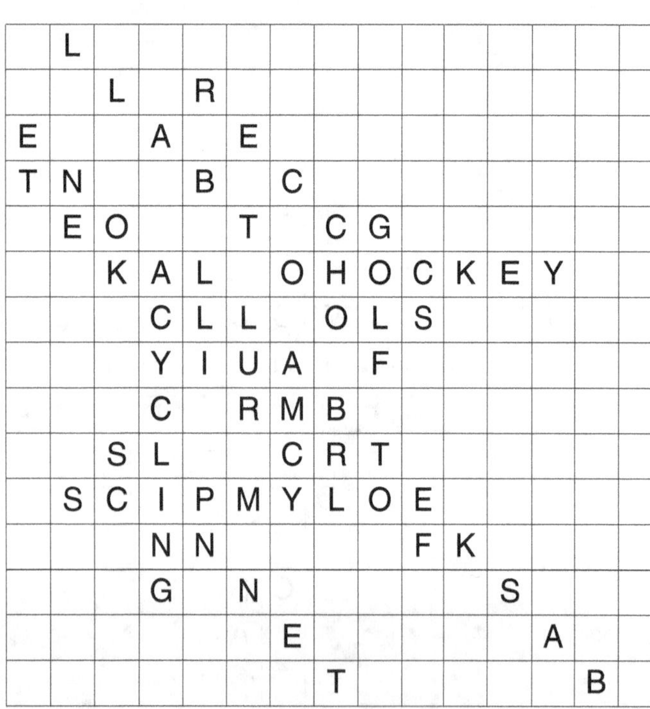

NEW ZEALAND COVID
Puzzle # 16

SOUTH KOREA COVID
Puzzle # 17

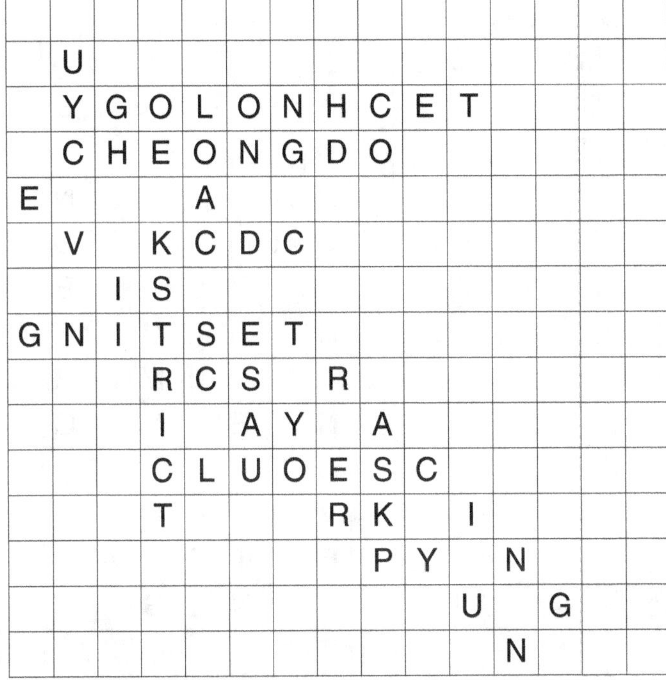

SINGAPORE COVID
Puzzle # 18

STOCK MARKET
Puzzle # 19

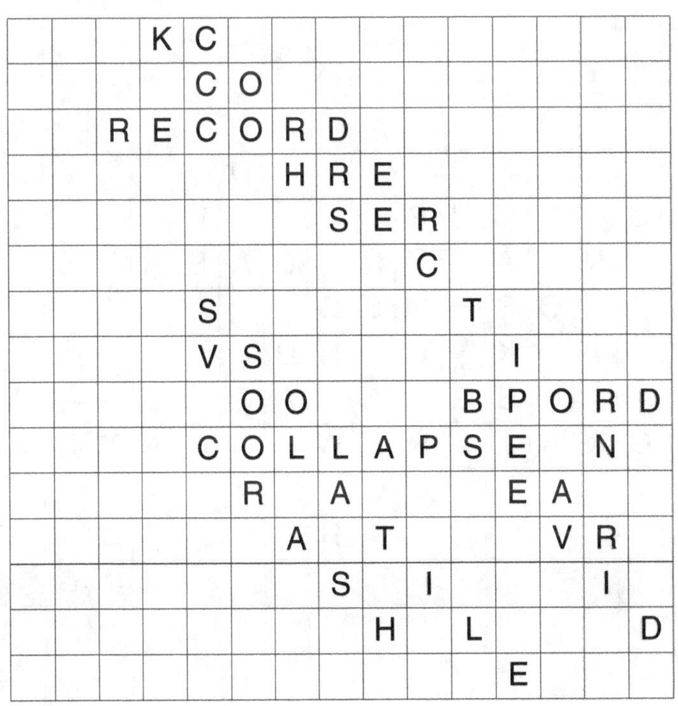

CLOSED
Puzzle # 20

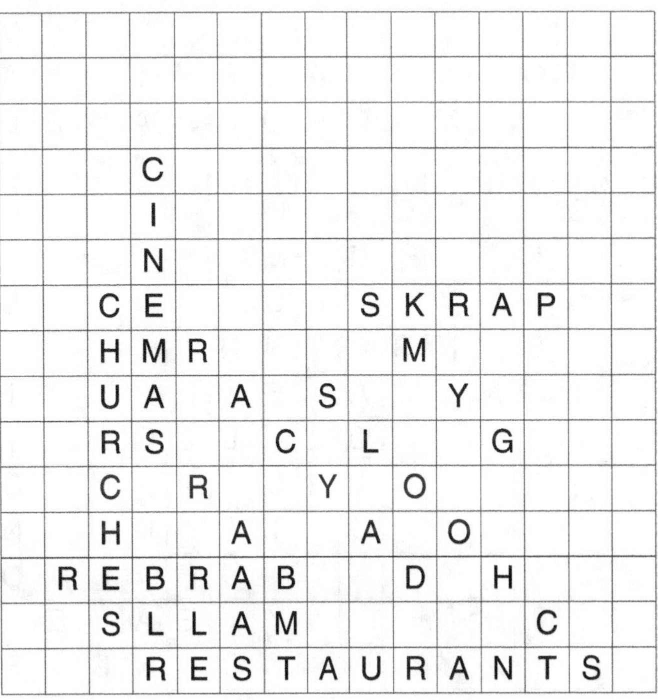

PHRASES
Puzzle # 21

GERMANY COVID
Puzzle # 22

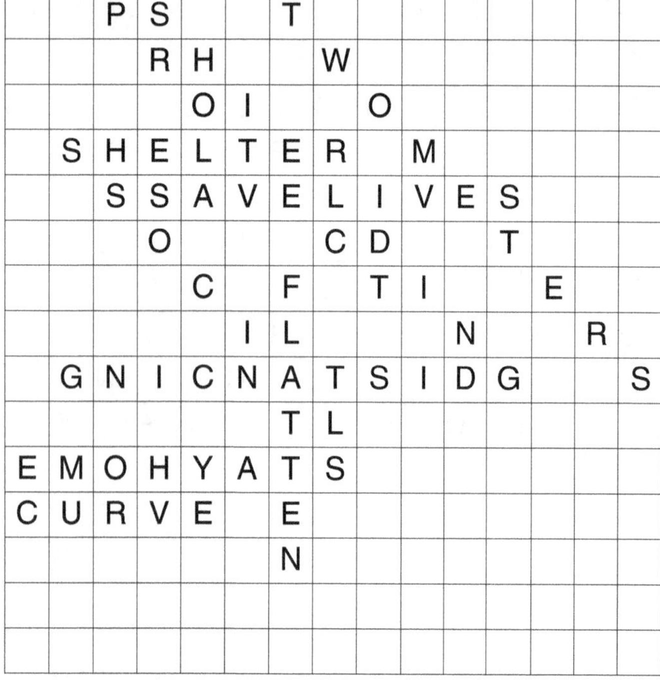

IMMUNITY
Puzzle # 23

CHINA COVID
Puzzle # 24

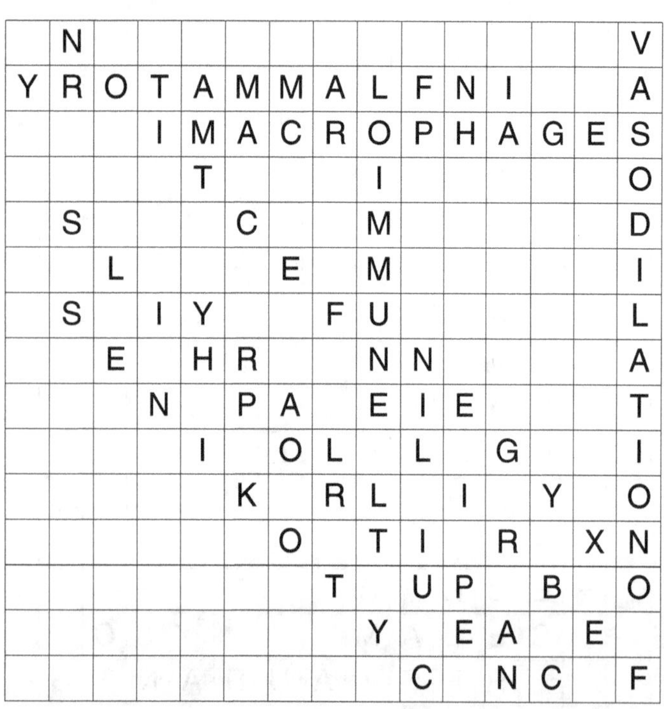
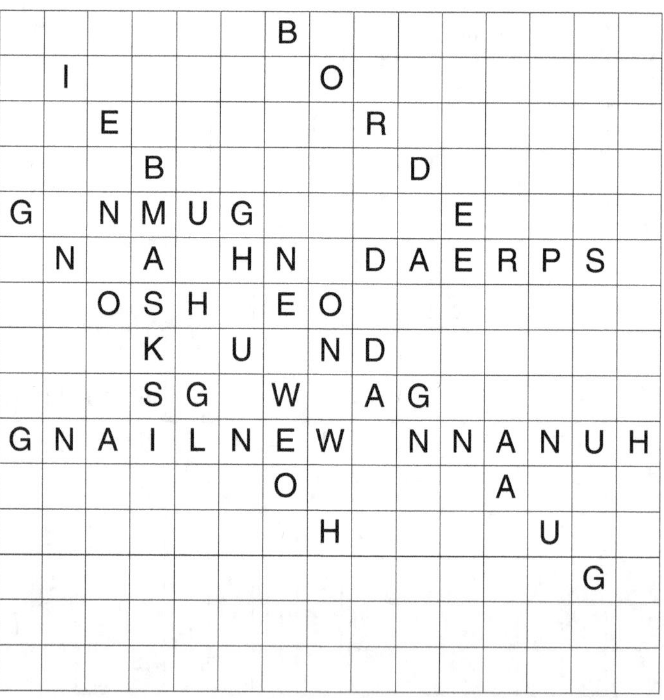

MAINTAIN IMMUNITY
Puzzle # 25

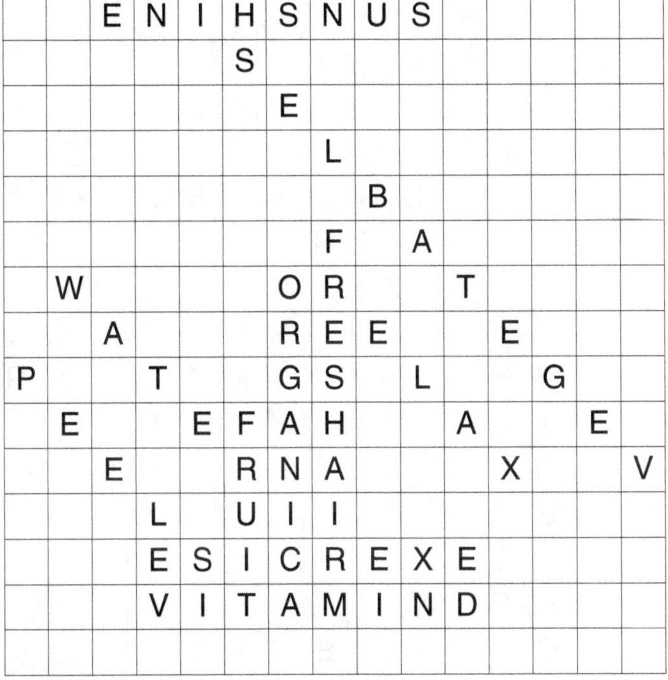

GLOVES
Puzzle # 26

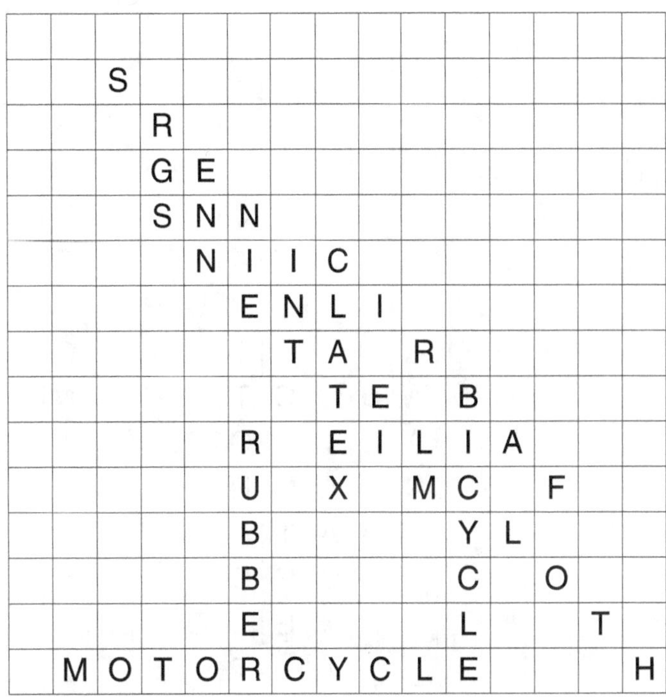

CLEANING
Puzzle # 27

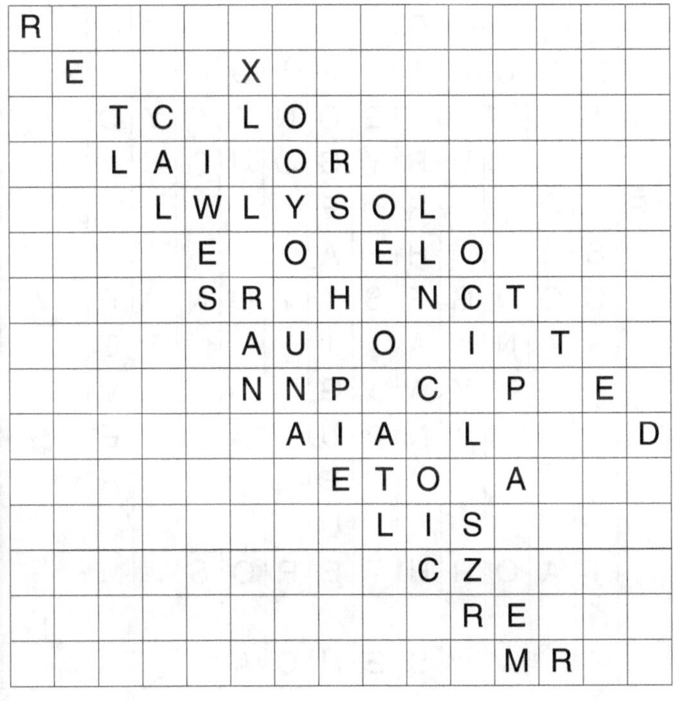

COVID ORIGIN
Puzzle # 28

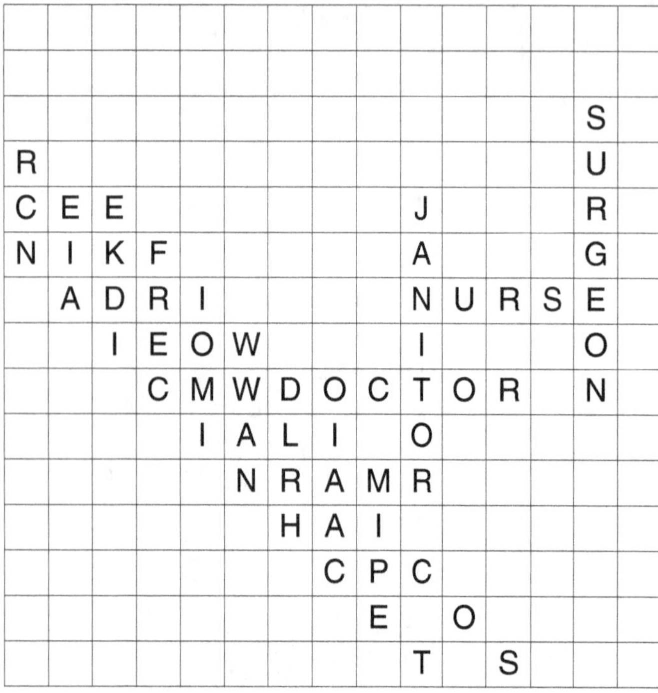

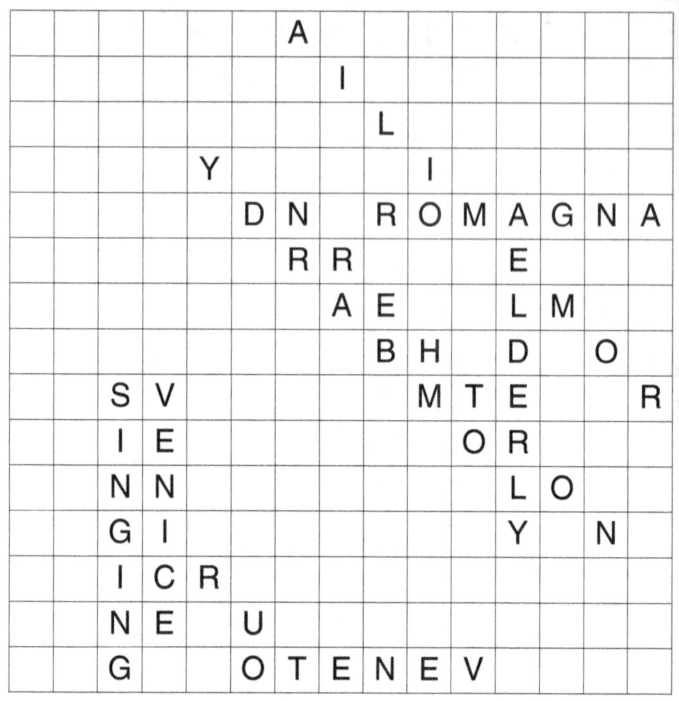

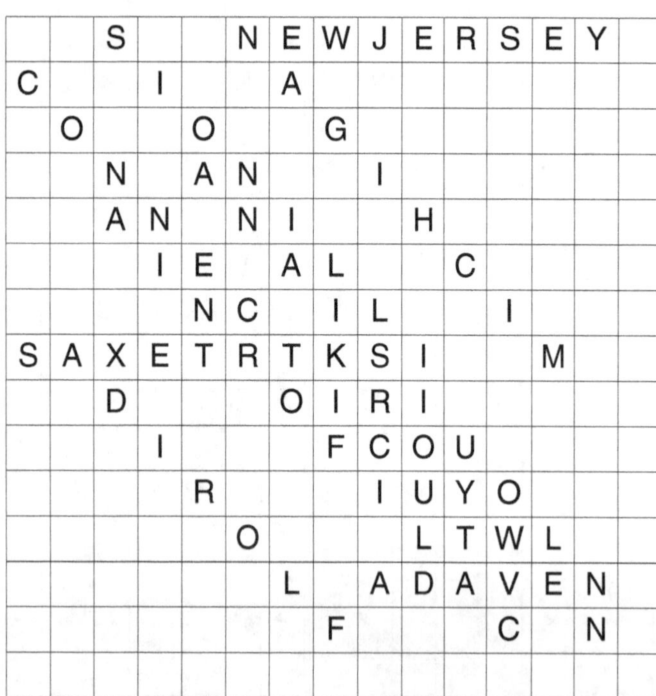

SYMPTOMS
Puzzle # 32

FRONT LINE WORKERS
Puzzle # 33

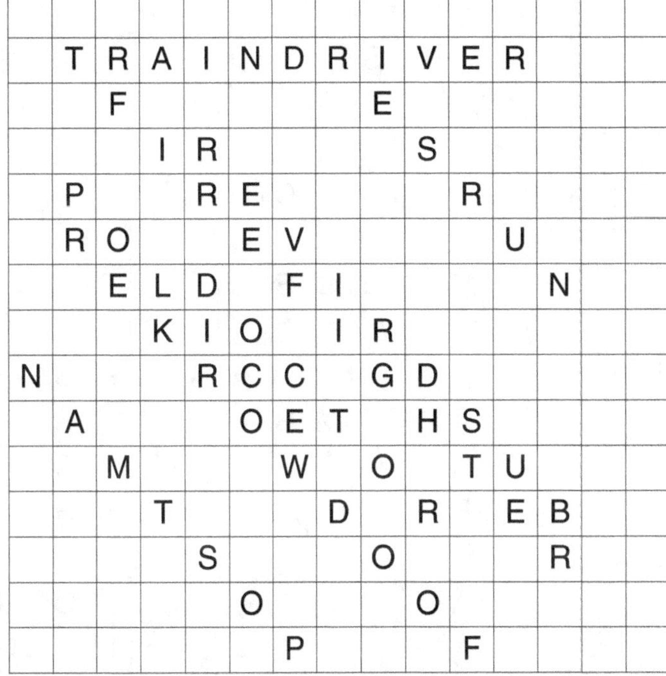

MODELLING
Puzzle # 34

VACCINE COMPANY
Puzzle # 35

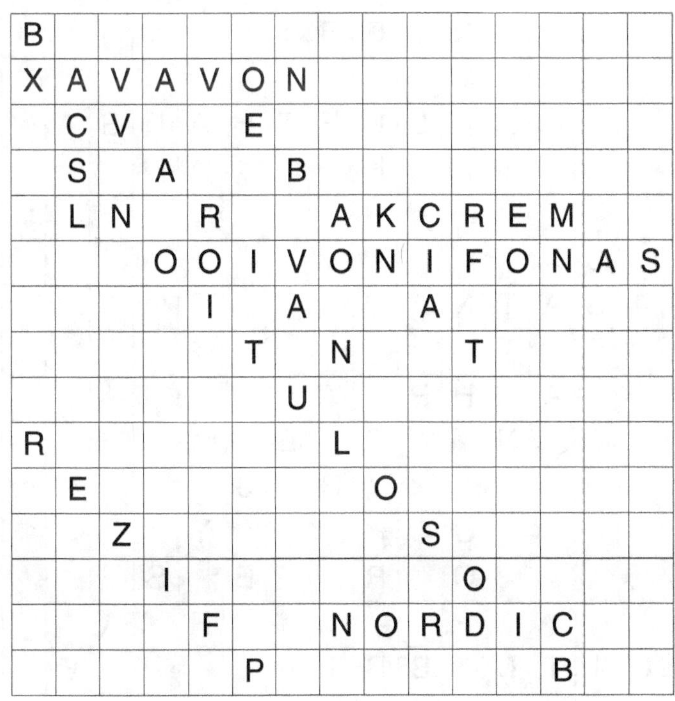

PUBLIC TRANSIT
Puzzle # 36

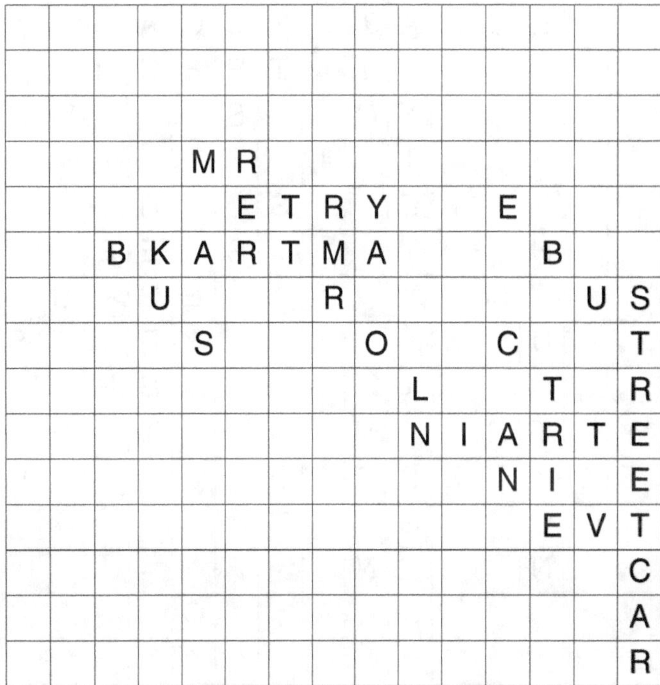

PPE
Puzzle # 37

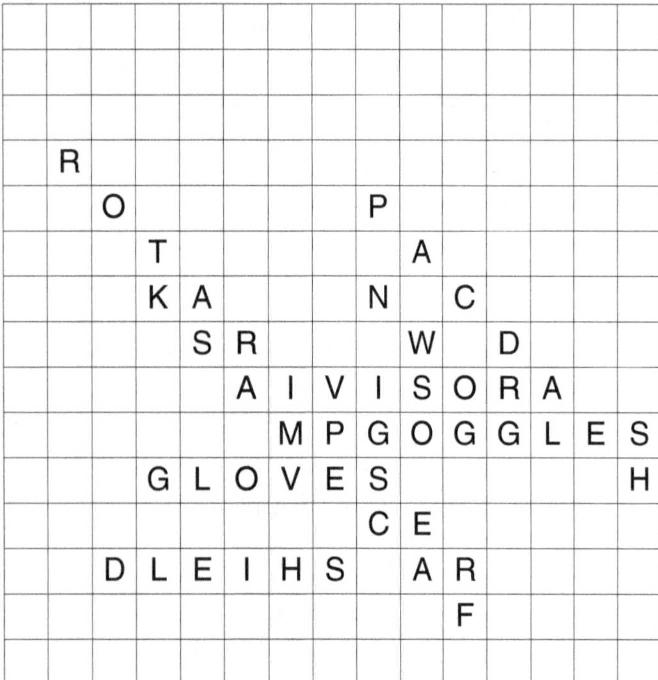

QUARANTINE LOCATIONS
Puzzle # 38

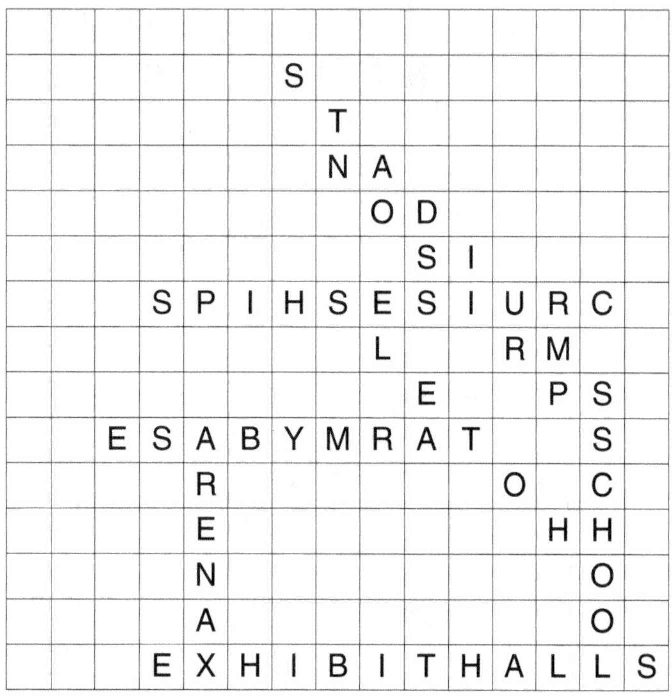

EMOTIONS
Puzzle # 39

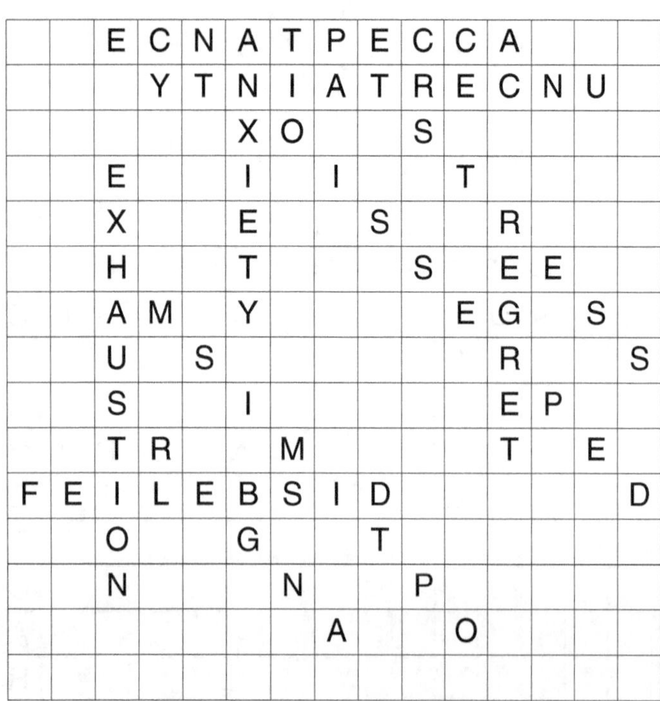

GROUNDED AIRLINES
Puzzle # 40

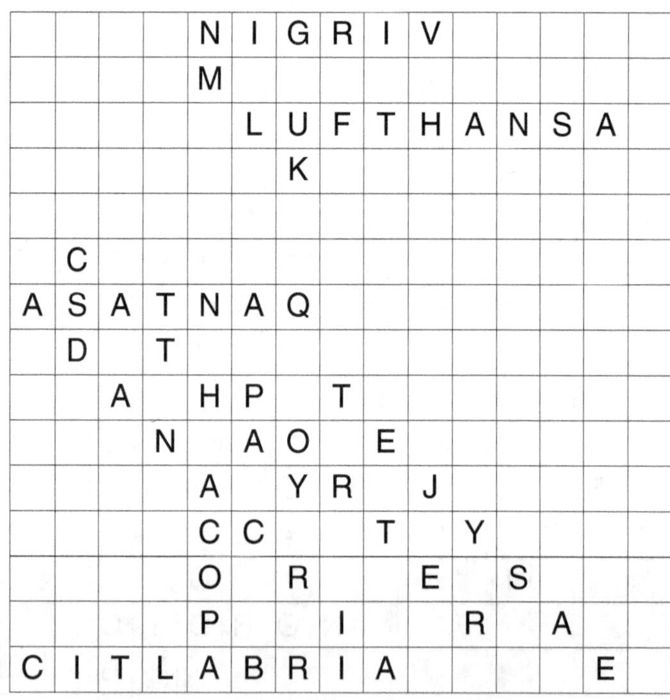

VIDEO CALL APP
Puzzle # 41

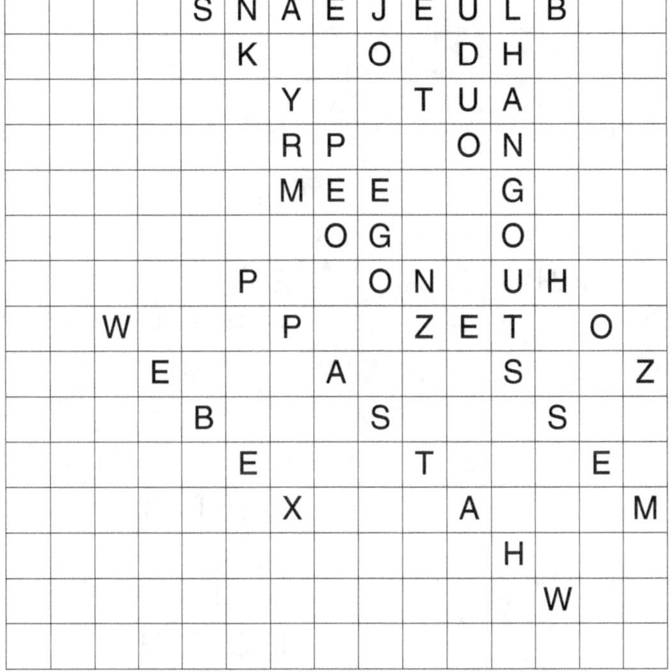

HISTORIC PPE
Puzzle # 42

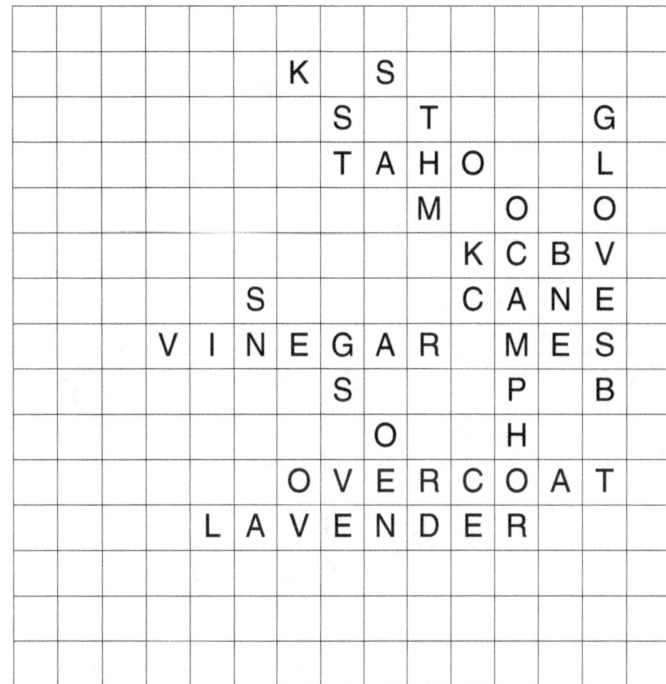

PLAGUES
Puzzle # 43

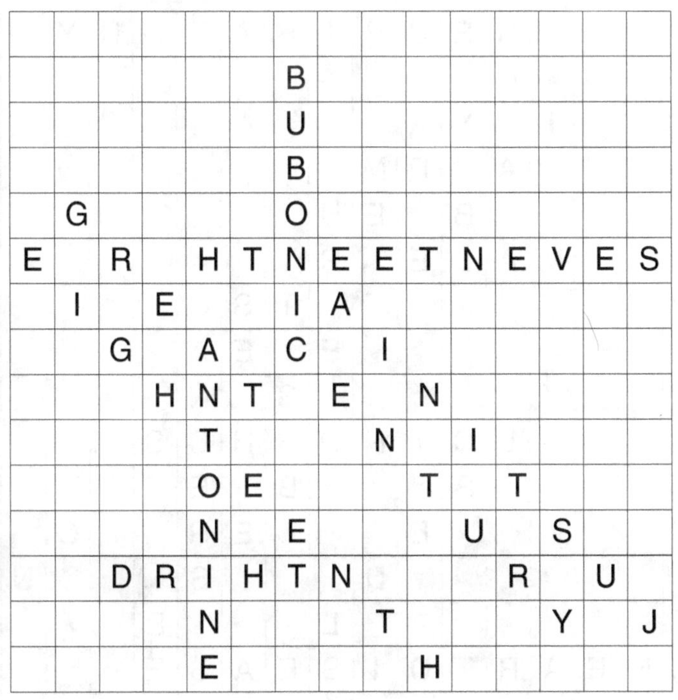

FINDING A VACCINE
Puzzle # 44

DISEASE RESISTANCE
Puzzle # 45

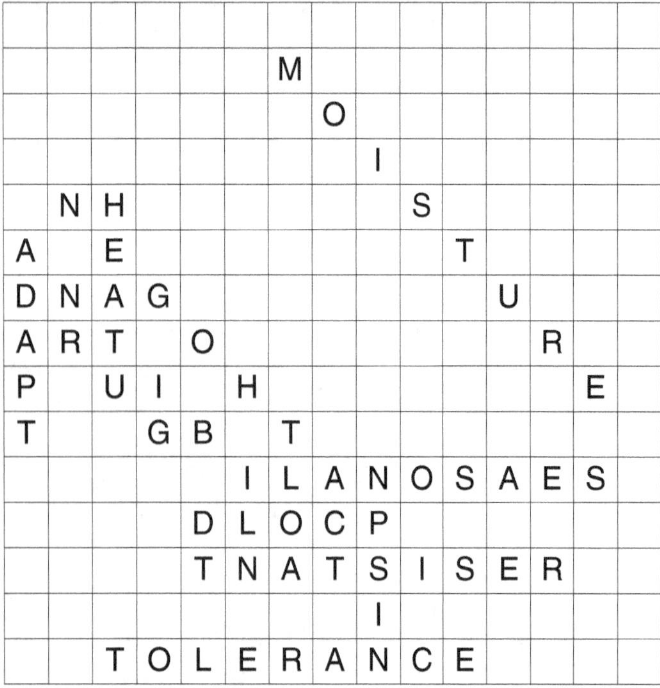

WORST HIT
Puzzle # 46

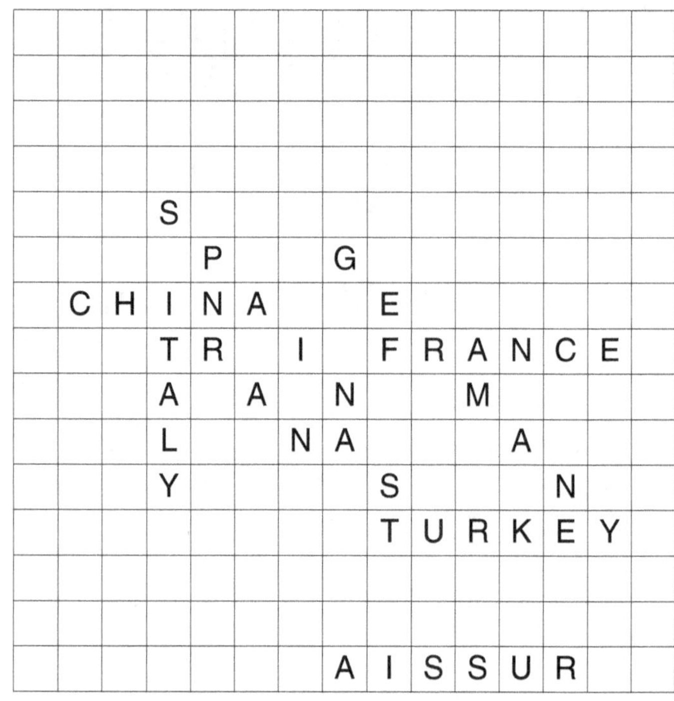

WORK FROM HOME
Puzzle # 47

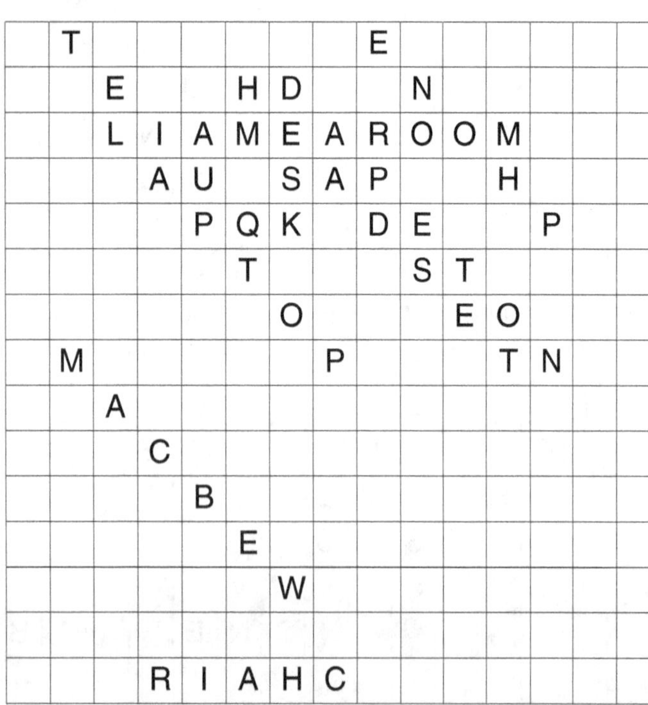

VULNERABLE PEOPLE
Puzzle # 48

BOARD GAMES
Puzzle # 49

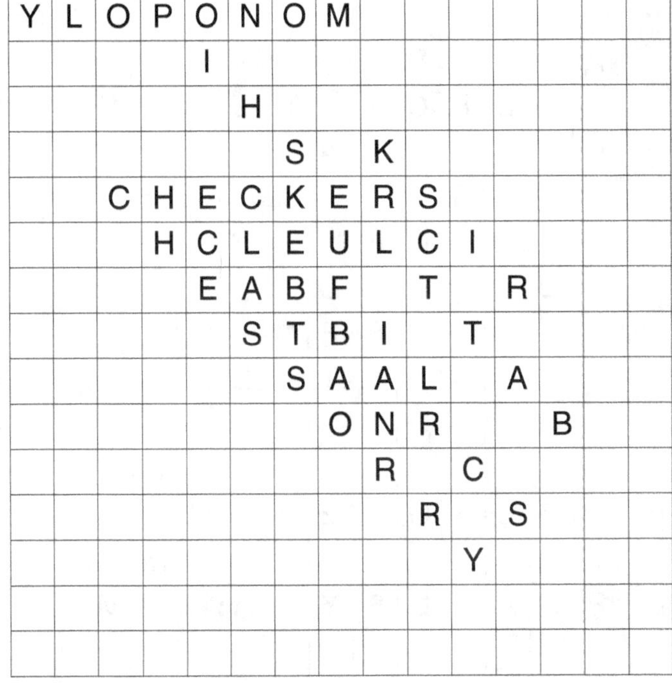

CANCELLED EVENTS
Puzzle # 50

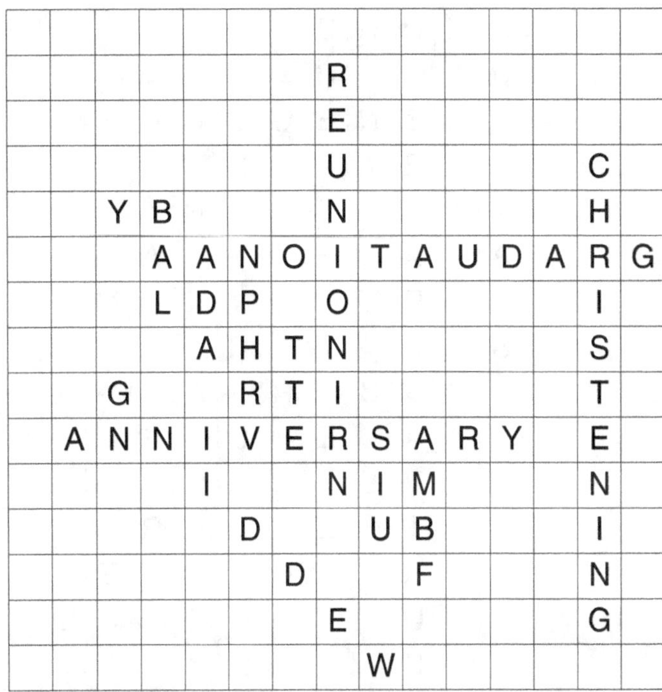

CONTACT TRACING
Puzzle # 51

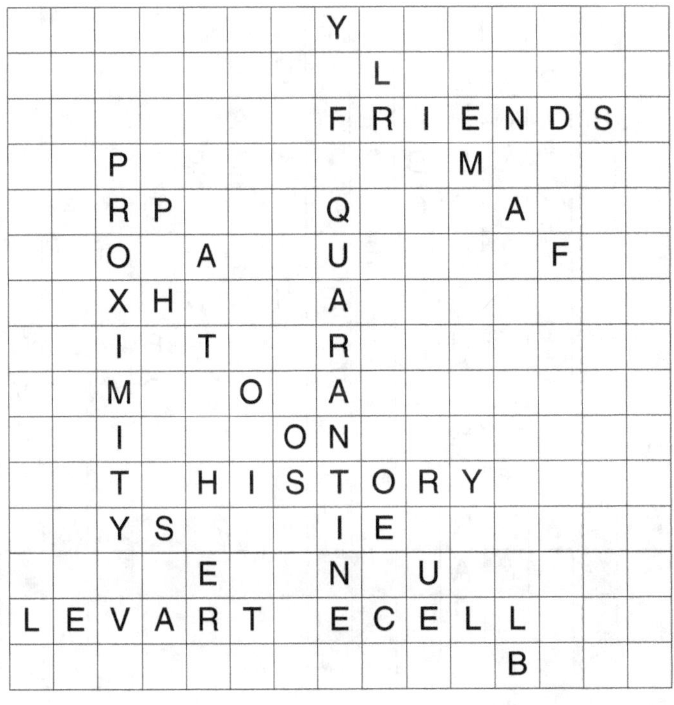

QUARANTINE
Puzzle # 52

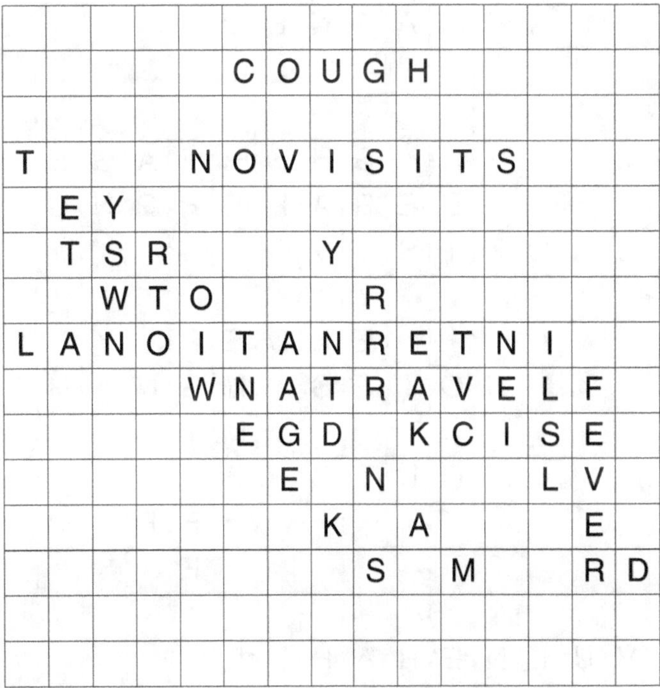

VIRUSES
Puzzle # 53

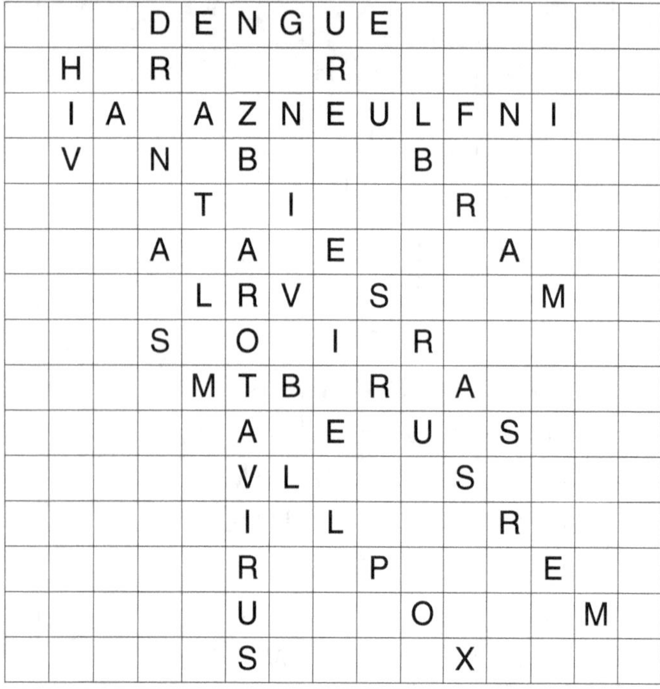

PANDEMIC BOOKS
Puzzle # 54

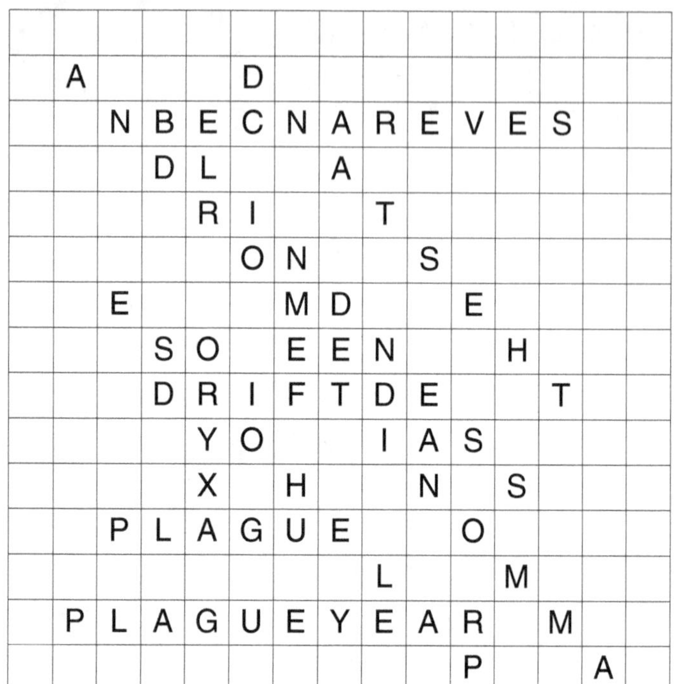

NURSING HOMES
Puzzle # 55

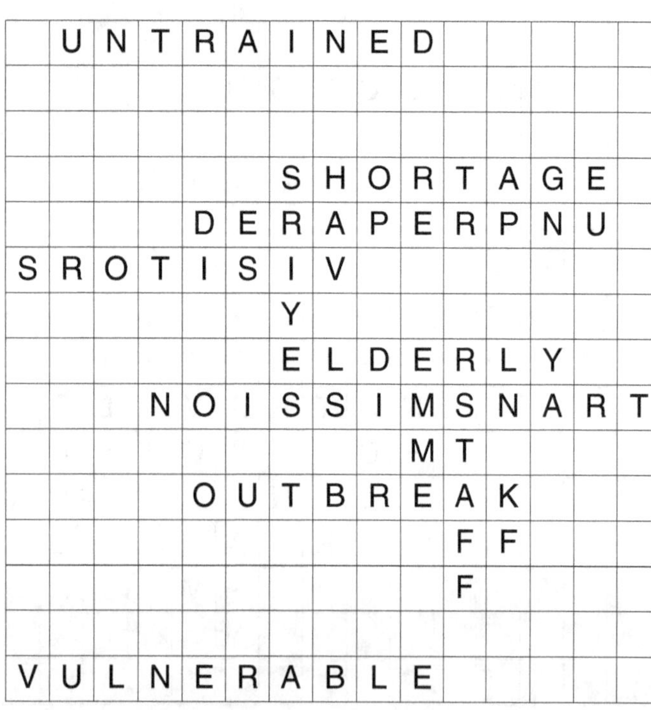

NEWS STATIONS
Puzzle # 56

PANDEMIC MOVIES
Puzzle # 57

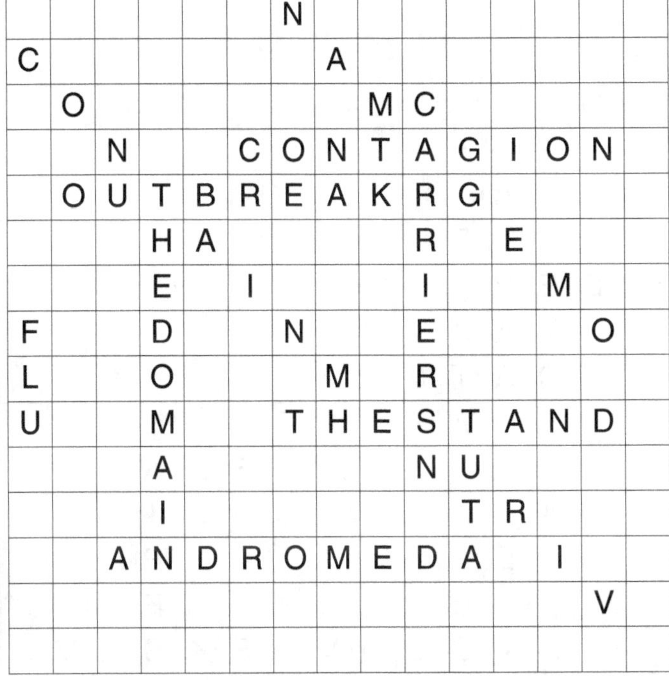

GRAPHS
Puzzle # 58

SPAIN COVID
Puzzle # 59

INDOOR EXERCISE
Puzzle # 60

CRAFT
Puzzle # 61

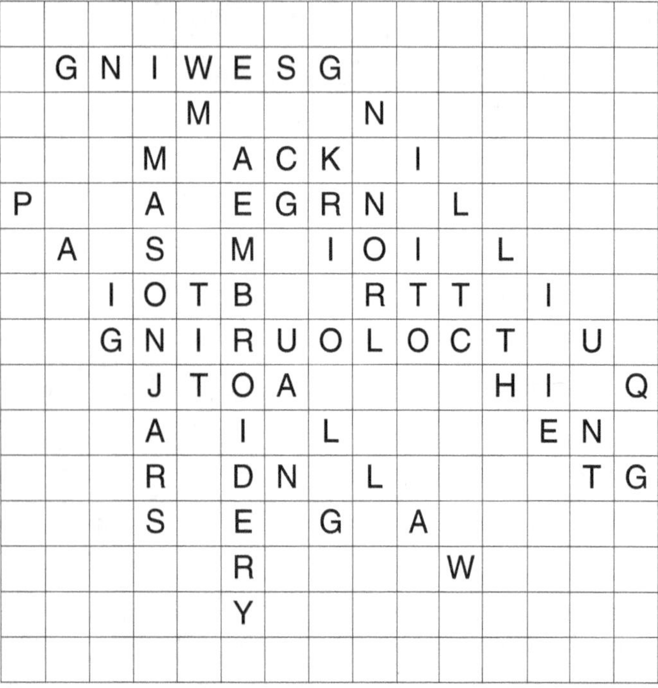

SUPPLIES
Puzzle # 62

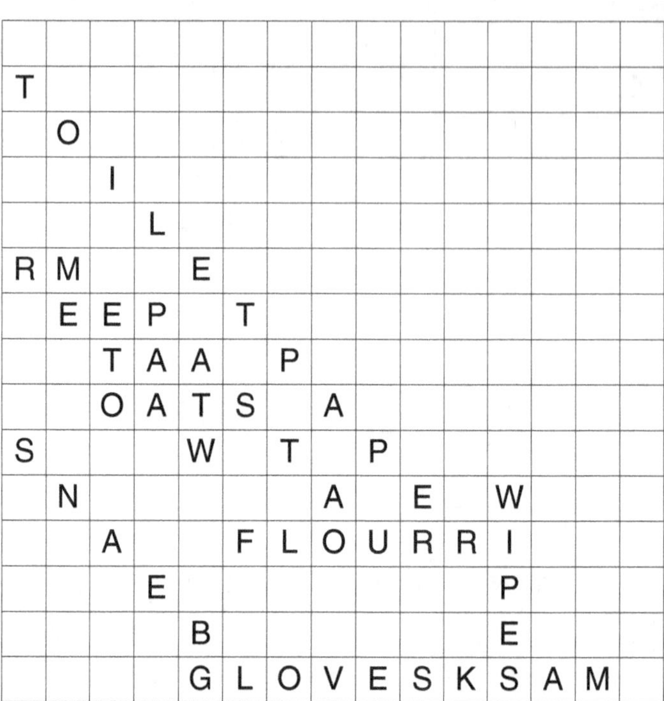

CURE MYTHS
Puzzle # 63

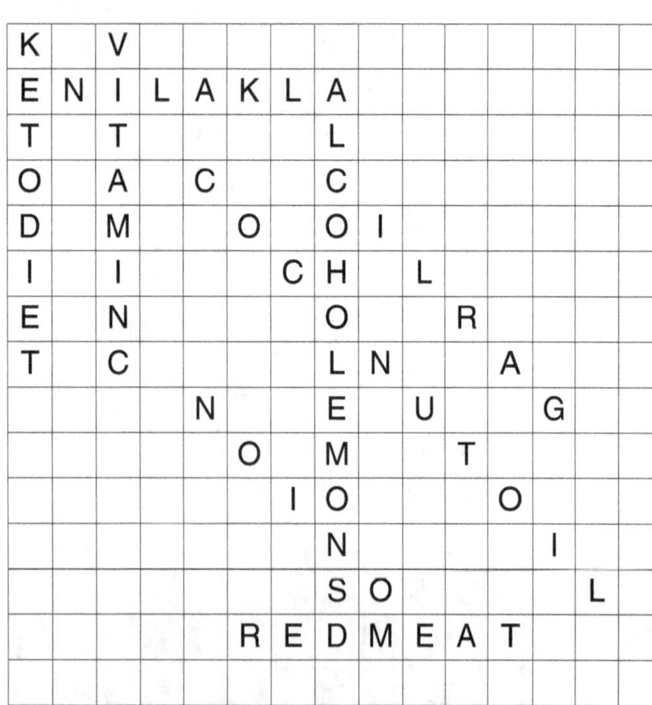

BACTERIA
Puzzle # 64

INDIA COVID
Puzzle # 65

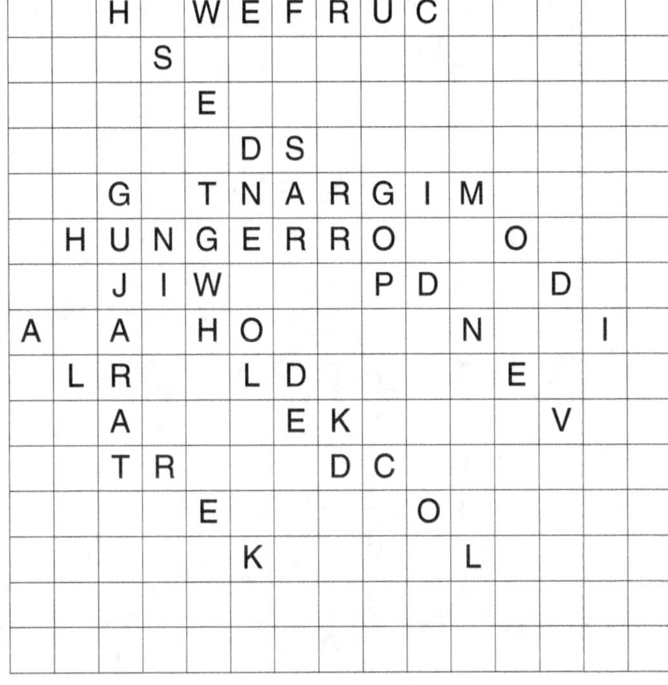

LOCKDOWN BENEFITS
Puzzle # 66

TESTING
Puzzle # 67

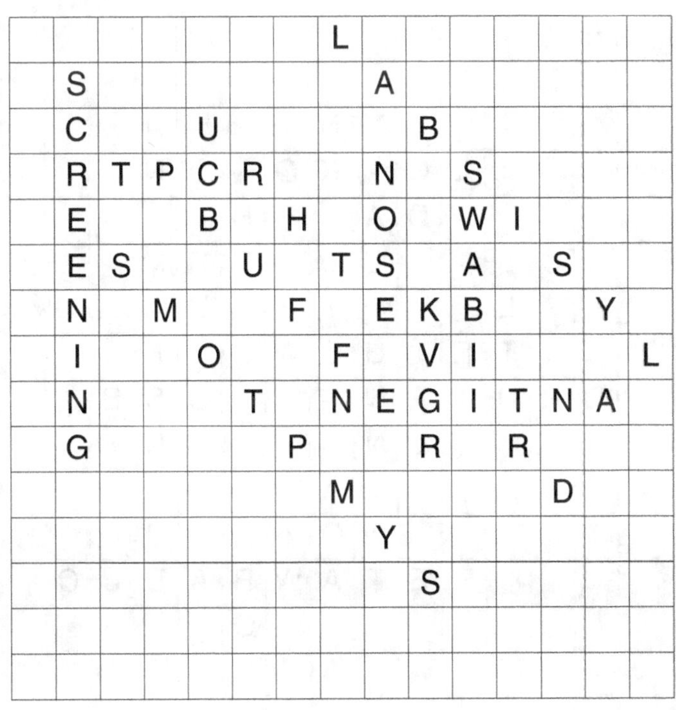

LOCKDOWN
Puzzle # 68

PANDEMICS
Puzzle # 69

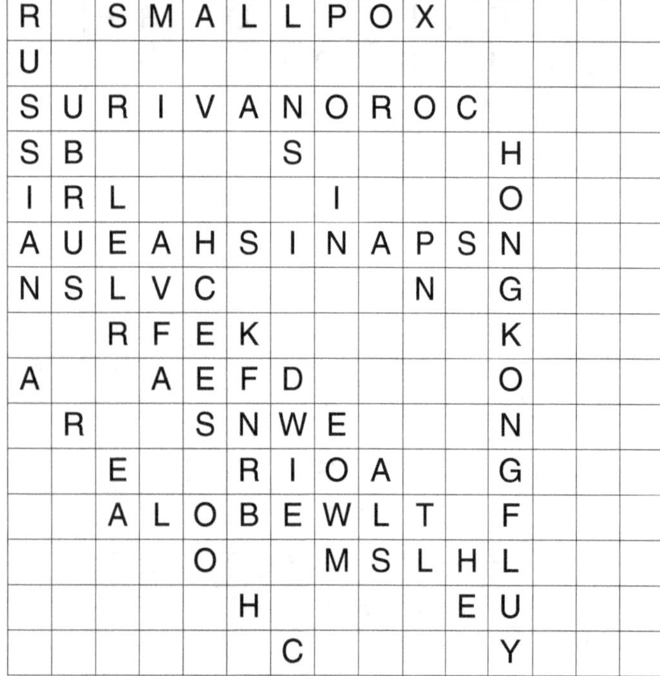

PHONE CALLS
Puzzle # 70

UK COVID
Puzzle # 71

ENVIRONMENT BENEFITS
Puzzle # 72

HOSPITALS
Puzzle # 73

AUSTRALIA COVID
Puzzle # 74

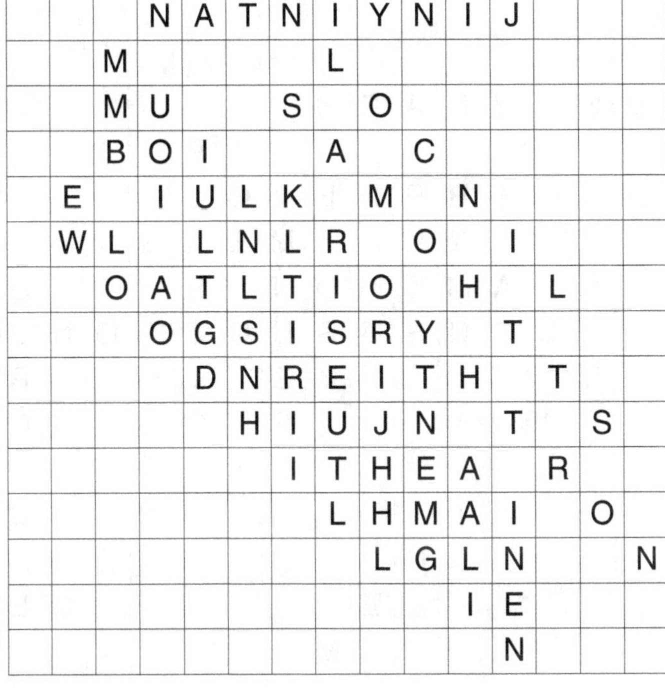

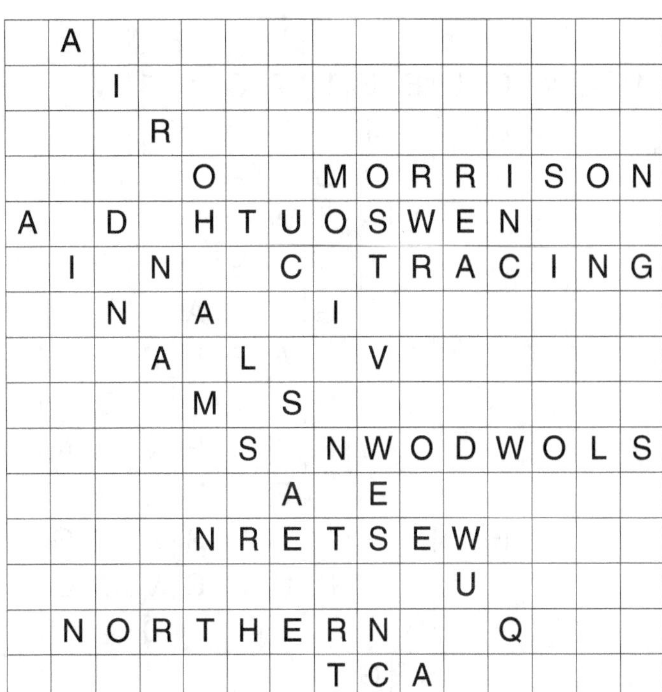

ESSENTIAL SERVICES
Puzzle # 75

TOILET PAPER
Puzzle # 76

CONSPIRACY THEORIES
Puzzle # 77

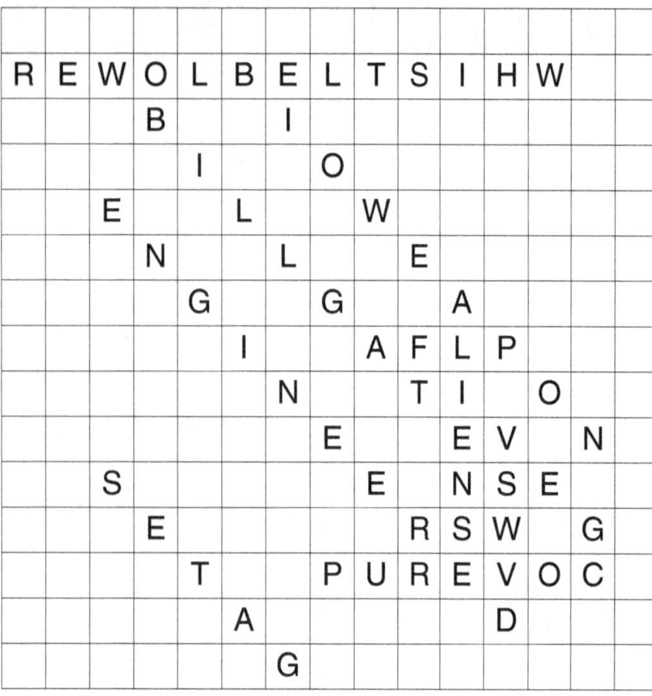

FACE MASKS
Puzzle # 78

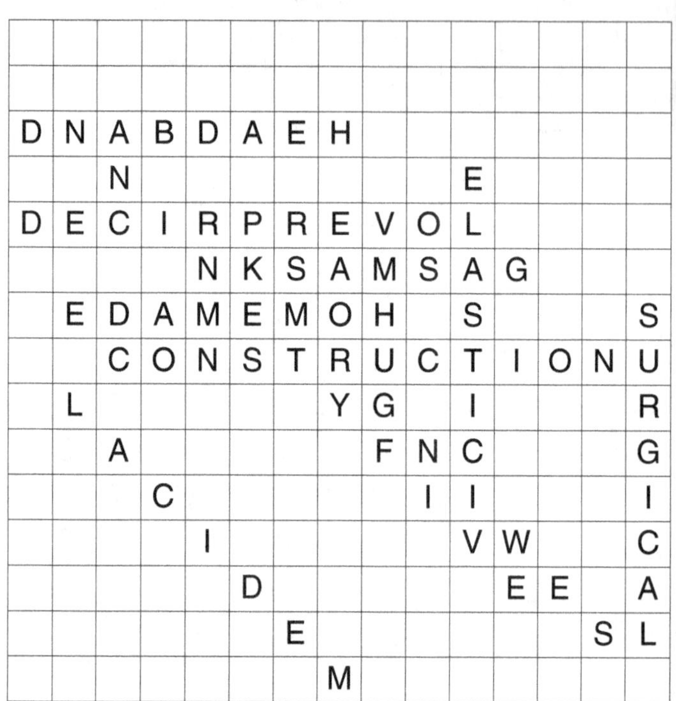

BODY RECOVERY
Puzzle # 79

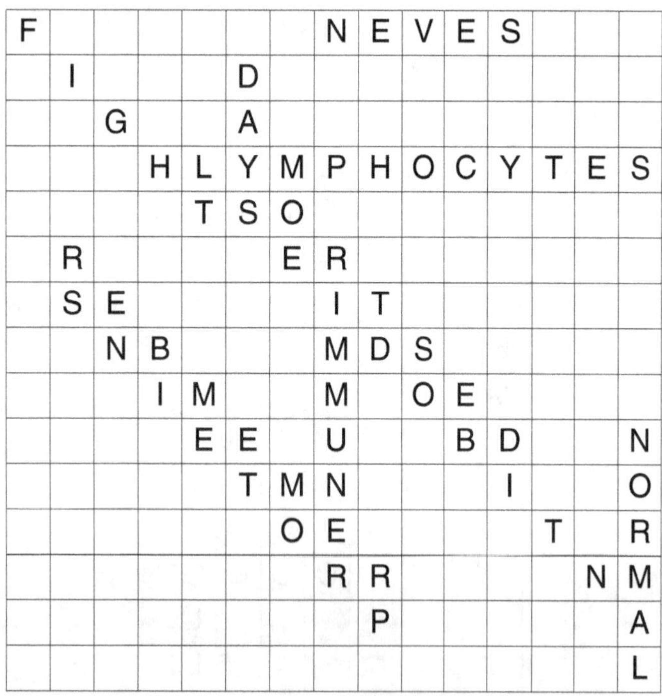

INTERNAL BODY
Puzzle # 80